Saúde
existercial

Karina Okajima Fukumitsu

Saúde
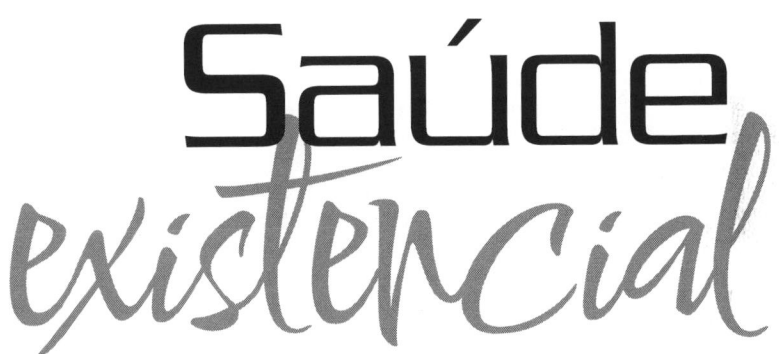
existencial

EducaDores em busca dos recomeços de uma pura vida

O "cuidado vigilante"
para comigo e
para com os outros

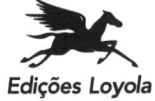
Edições Loyola

Dados Internacionais de Catalogação na Publicação (CIP)
(Câmara Brasileira do Livro, SP, Brasil)

Fukumitsu, Karina Okajima
  Saúde existencial : educaDores em busca dos recomeços de uma pura vida / Karina Okajima Fukumitsu. -- São Paulo, SP : Edições Loyola, 2022. -- (Ser e conviver)

  ISBN 978-65-5504-180-4

  1. Psicologia existencial 2. Psicoterapia existencial 3. Saúde mental I. Título. II. Série.

22-110637   CDD-150.1

Índices para catálogo sistemático:
1. Saúde existencial : Psicologia   150.1

Eliete Marques da Silva - Bibliotecária - CRB-8/9380

Capa e diagramação: Ronaldo Hideo Inoue
Composição a partir de detalhe de
um bonsai da espécie *Acer palmatum*
(bordo japonês ou *momiji*), de propriedade
da autora. Foto de Ronaldo Hideo Inoue.
Na primeira orelha, foto da autora oriunda
de seu acervo pessoal.
Revisão: Rita Lopes

Edições Loyola Jesuítas
Rua 1822 nº 341 – Ipiranga
04216-000 São Paulo, SP
T 55 11 3385 8500/8501, 2063 4275
editorial@loyola.com.br
vendas@loyola.com.br
www.loyola.com.br

Todos os direitos reservados. Nenhuma parte desta obra pode ser reproduzida ou transmitida por qualquer forma e/ou quaisquer meios (eletrônico ou mecânico, incluindo fotocópia e gravação) ou arquivada em qualquer sistema ou banco de dados sem permissão escrita da Editora.

ISBN 978-65-5504-180-4

© EDIÇÕES LOYOLA, São Paulo, Brasil, 2022

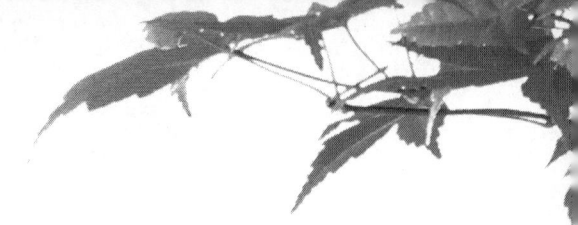

Agradecimentos

Obrigada, existência, pela segunda chance, em vida, de reconstruir as relações comigo, com os outros e com as situações ao meu redor.

Sempre haverá oportunidades para retribuirmos aquilo que a vida nos deu de presente e esta obra é a retribuição que se concretiza em pura vida.

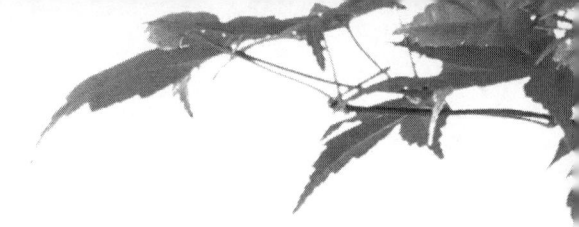

Sumário

Apresentação da obra
9

Capítulo 1
Recomeços
13

Capítulo 2
Constituição do processo de morrência
21

Capítulo 3
Qual é a minha parte, além da dor?
35

Capítulo 4
Processo de extrair flor de pedra
Caminhos de volta para a morada existencial
41

Capítulo 5
EducaDores
Os peregrinos da saúde existencial
47

Capítulo 6
"Tudo o que é seu será devolvido",
por isso é preciso descansar até a
tempestade passar
63

Capítulo 7
Reinvente-se e recomece
71

Capítulo 8
A vida é arte que leva tempo
75

Capítulo 9
Se tem vida, tem jeito
89

Capítulo 10
Recomeços de uma pura vida
101

Considerações finais
105

Referências bibliográficas
109

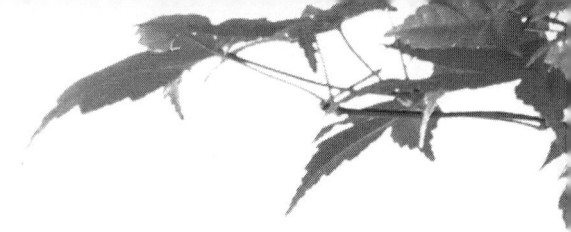

Apresentação da obra

Na vida, aprendi que precisamos dividir méritos das benesses que recebemos e, por esse motivo, inicio esta obra expressando minha mais profunda gratidão para com Edições Loyola pela oportunidade de compartilhar meu trabalho.

Este livro teve sua origem em 25 de outubro de 2021, quando generosamente fui convidada, em nome de Edições Loyola, pelo editor Gabriel Frade e pela Ana Paula Nogueira Campos Ludwig, do departamento de *marketing*, para escrever uma obra solo. A oportunidade de ser reconhecida como autora, pesquisadora e especialista em saúde mental ampliou minha apreciação e gratidão pela vida.

Saí da reunião-convite extasiada, emocionada e com um frescor de compartilhar meu caminho de ser uma andarilha em busca de saúde existencial no coração. Lembrei que cheguei a Edições Loyola pelo convite do amigo leal, que se tornou "irmão de alma", o Paulo Moregola, homem empreendedor que me respeitou, apoiou e divulgou meu trabalho desde o primeiro momento em que pisei na editora. Amigos como ele fazem que eu sinta que a vida foi muito generosa comigo, pois me permitiu ser instrumento para conquista da saúde existencial, seja acom-

Saúde existencial

panhando meus clientes em psicoterapia, seja lidando, como professora, com alunos. Sendo assim, a educação e saúde são âmbitos que pertencem ao território da minha vocação. Como psicóloga, psicoterapeuta, professora e suicidologista, desenvolvi amor pela capacidade de educar as pessoas para lidarem com suas crises existenciais. E, brincando com a palavra educa*Dores*, tornei-me uma pessoa que educa as dores.

Para contextualizar a importância desta obra neste momento de minha vida, desejo compartilhar com o leitor que, em 2014, adoeci pela inflamação cerebral autoimune *Acute Disseminated Encephalomyelitis* (ADEM) e, desde então, busco formas para o desenvolvimento do bem-estar. Felizmente, acredito que a vida me presenteou a cada dia com o requinte de estar viva e de desvendar maneiras de viver bem. Após anos, zelando por minha recuperação, posso dizer com certeza que a cura não acontece do nada nem de uma hora para outra.

A cura existencial exige um árduo processo de transformação de atitudes e de sustentação de renúncias para que a manutenção do *status quo* não sirva como o impeditivo das mudanças. Há de se salientar que nesta obra o que considero como "cura" pode ser substituído por "cuidado vigilante" para comigo e para com os outros. Assim, encontro uma maneira de, em vez de perseguir "curas milagrosas" em relação aos processos autodestrutivos, utilizar o cuidado como principal trilha a ser percorrida na laboriosa peregrinação pela conquista da saúde existencial.

Nessa direção, o público de interesse deste livro são os educa*Dores*, aqueles que educam as dores. Em outras palavras, profissionais da saúde e da educação, pais e mestres, filhos e aprendizes e pessoas que se interessam pela jornada da conquista da saúde existencial.

Em virtude da fase pandêmica Covid-19, tivemos várias complicações durante os anos de 2020, 2021 e 2022. Estamos ainda na luta para driblar inúmeras limitações. Nessa batalha diária, to-

Apresentação da obra

dos nos sentimos debilitados, frágeis e sem escolhas em alguns momentos. Enlutamo-nos diariamente.

De fato, nunca vi tanta confirmação de que o título de um de meus livros *A vida não é do jeito que a gente quer* (São Paulo, Editora Lobo, 2016/2019) se tratava de pura verdade. Nesse sentido, penso que o fato de a vida não ser do jeito que a gente quer não significa que devamos nos acostumar com o descontentamento, com a crueldade que nos avassalou e com o sequestro de nossa fé, achando que não é possível recomeçar.

Eis um projeto de vida que se concretizou pela necessidade de encontrar um lugar para meus sentimentos e pensamentos: debruçar meus esforços, transformando dor em amor que são expressos nas palavras escritas aqui, presentificadas. Este livro, portanto, trata de recomeços, do "esperançar", dos peregrinos que buscam por recomeços para instrumentalização do desenvolvimento da saúde existencial.

Que a vida nos dê forças para recomeçarmos e para iniciarmos uma nova trilha de esperança...

Que você, leitor, possa me acompanhar nesta jornada de recomeços e de ressignificações do *velho eu* para o *novo ser* que desperta neste momento de pura vida.

Gratidão

Karina Okajima Fukumitsu

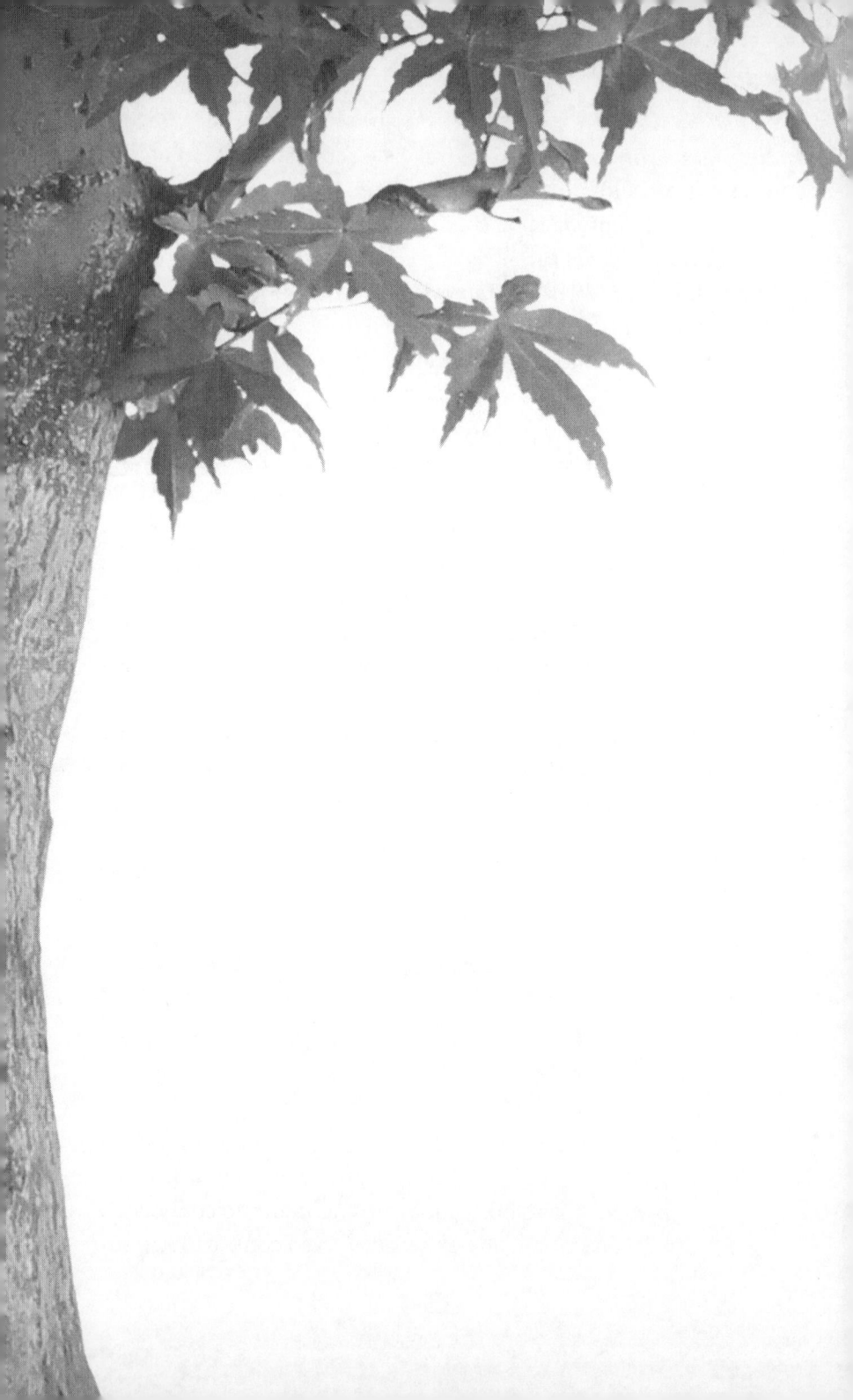

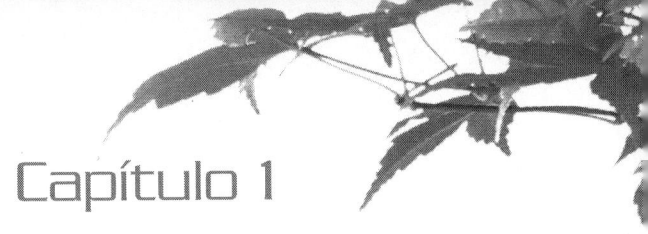

Capítulo 1

Recomeços

Foi em 5 de janeiro de 2022, em Costa Rica, lugar considerado o "continente divino", que iniciei a escrita desta obra e adotei um novo estilo de vida.

Não foi por acaso que tomei a decisão de iniciar este livro nesse local. Costa Rica é local de tragédias e de inúmeros recomeços, dentre eles, em 2010, o país foi impactado por um terremoto e, em 2017, um vulcão entrou em erupção. Além disso, como é um local destinado ao turismo, o país sofreu um abalo drástico durante e depois da fase pandêmica da Covid-19, assim como tudo no mundo...

Durante a pandemia enfrentamos muitos medos, lutos e dúvidas e, ao mesmo tempo, recebemos acolhimento e suporte para realizarmos a travessia. Demos nossas mãos, lidamos com as adversidades e ampliamos as possibilidades existenciais pelo simples fato de termos assumido nosso caminhar "tocando em frente".

Acredito que toda catástrofe existencial estimule a apreciação das belezas da vida com maior lucidez. Tivemos de enfrentar o desconhecido e fomos obrigados a nos despedir do conhecido. Rumamos em busca da saúde existencial, caso contrário não suportaríamos passar tanto tempo enclausurados e na frequência das incertezas. Foi preciso recomeçar...

Ponto de reflexão: Vamos recomeçar?

1.1. O propósito dos recomeços

Para que os recomeços são necessários? Para nos fortalecer. Para que sejamos um "diferente" e um "igual" ao outro ser humano que também busca por serenidade em seu coração.

O bônus do recomeço é que, a partir dele, somos capazes de transformar dor em amor. Sendo assim, só os recomeços têm o poder de trazer dignidade à existência humana. No entanto, recomeçar nem sempre é fácil.

Em uma das tantas noites, estava revoltada por sentir que tinha de abrir mão de tudo o que construíra em 51 anos de idade. A "falsa ideia" de que recomeçar significava "iniciar do zero" foi perturbadora. Por esse motivo, é importante salientar que nem sempre, ao recomeçar, saímos do "nada"; é necessário considerar o repertório existencial já adquirido. Além disso, quando imaginamos que devemos começar tudo de novo, existe o julgamento sobre o fato de nos sentirmos "atrasados" no processo de mudança. Condenamo-nos com acusações, tais como:

> Por que demorei tanto para recomeçar
> uma pura vida?
> Por que devo recomeçar se me acostumei
> com quem sou?

Ao emitir julgamentos contra nós, prejudicamos nossa autoestima e não nos damos conta de que estamos fazendo a pergunta incorreta. Devemos trocar a questão do "*por quê?*" por "*para*

Recomeços

quê?", como ensina o proponente da Logoterapia, Viktor Frankl. Dessa maneira, ao indagar sobre o propósito dos recomeços, a resposta que se desvela é:

> Recomeços nos fazem continuar uma vida que um dia acreditamos que poderia se encerrar.

Quando reconsiderei a possibilidade de ressignificar minhas percepções sobre recomeços, reconheci que o propósito destes é o de nos fazer perceber que em se tratando de mudanças, *demorar ou atrasar* são relativos.

1.2. Sobre meus tombos diários

> Assim é a vida: cair sete vezes e levantar oito (provérbio japonês).

Em 7 de janeiro de 2022, escrevi para meu marido dizendo que havia levado um tombo na Costa Rica e que, no dia seguinte, quando fui a uma cachoeira, apresentei dificuldades: "Tive dificuldade para andar – escrevi-lhe –, pois a pancada no joelho foi grande, mas consegui subir e descer dezenas de escadas! Estou feliz".

"Não seria a Karina sem uma queda ou uma torção do pé" – respondeu Duda, meu marido.

Como tudo o que nos acontece tem a ver conosco, quando meu marido enviou essa resposta, refleti sobre meus tombos concretos e emocionais. Perguntei-me: "Caí várias vezes para quê?" A partir desse questionamento, iniciei uma percepção sobre meus tombos e sobre meu estilo disfuncional de caminhar em minha vida. Concluí que o maior problema não são os tombos que levamos, mas sim o fato de deixarmos de prestar atenção à maneira como caminhamos em nossa jornada existencial.

Saúde existencial

Entendo que existem várias formas de enfrentarmos o que a vida nos traz. No meu caso, os tombos aconteceram sempre quando eu estava com as pessoas.

Levo tombos com outros, porque, em algumas vezes, as relações interpessoais me fazem perder o foco. Explico. Todos os momentos em que caí foi porque tinha de acompanhar o ritmo do outro, ou seja, quando exigi de mim mesma andar no passo do outro, tentando acompanhar seu ritmo e sua velocidade.

Era como se meu passo tivesse de ser balizado conforme os parâmetros dos outros, acreditando que era eu a incorreta.

Pensando melhor, na verdade nem meus passos eram os incorretos. Tornei-me *aware*[1] de que era o compasso incorreto e, brincando com a palavra, era meu "*passo com*" que tornava meu "*caminhar com*" o outro um processo disfuncional.

Sempre me julguei mais lenta para movimentar meu corpo. Em compensação para projetar, organizar, planejar, gerenciar crises, sou ágil. O desequilíbrio de ter uma mente ágil e uma corporeidade lenta me custou grande gasto de energia durante minha vida inteira.

Não tenho e nunca terei a velocidade de um atleta como Duda, meu marido, antigo maratonista de 100 metros quando adolescente. Assim como nunca terei a mesma condição física de alguém que sempre praticou esportes e que cuidou do corpo.

Outra modalidade de levar tombos acontecia quando as pessoas andavam atrás de mim: por sentir que estava atrasando o passo do outro, também perdia meu foco e sempre caía.

E a terceira modalidade de meus tombos tinha lugar quando eu não prestava atenção na trilha ou quando não me colocava no centro do caminho.

Há também os tombos que levei por causa das "puxadas de tapete". Mas, sobre esse assunto, há um capítulo no qual me aprofundarei posteriormente.

---

1   Termo usado na *Gestalt*, possui o sentido de "dar-se conta". (N. do E.)

Recomeços

Aprendi a trilhar em solo fragmentado, levando tombos, tropeçando e me levantando e, atualmente, sou especialista em gerenciamento de crises existenciais, auxiliando pessoas a percorrerem os solos áridos e fragmentados, por meio da ampliação de um novo caminhar. Nesse sentido, quero fazer um convite para que você, querido leitor, entenda que não são caminhos novos que proponho, mas sim que você possa criar novas formas de *caminhar*.

1.3. Os recomeços apesar dos tombos

Para que precisamos nos levantar após um tombo?

Para ofertar acolhimento para nós mesmos e para o ser humano que peregrina por seu caminho existencial em busca de sentidos de vida.

Para servir de acalanto para outras pessoas que se deparam com experiências de inospitalidade, desrespeito, difamações e tentativas de sequestros existenciais.

Para sermos instrumento e heterossuporte que estimulam outros a enfrentarem suas crises e a "bancar", com autossuporte, seus processos de transformação.

Para usufruir da dignidade existencial de sermos quem somos.

* * *

Por acreditar que a gente só modifica nossa conduta quando nos acolhemos e olhamos para nossas feridas e dores e, por ser a educadora dos pés descalços que acompanha pessoas em intenso sofrimento existencial, meu foco de trabalho vai ao encontro de estimular o respeito para com os ajustamentos criativos e processos de mudança, sobretudo, os das modificações dos processos autodestrutivos. Aliás, sinto-me satisfeita por ter desenvolvido um programa de gerenciamento de crises existenciais que foi alicerçado visceralmente, percorrendo um caminho que teve como foco e horizonte a permissão das emoções e compreensão das inúmeras direções para as quais um ser humano em sofrimento pode enveredar.

Para muitos, recomeçar após levar um tombo existencial é tarefa hercúlea.

Apesar de recomeços possibilitarem licença para o novo, é comum que, em momentos de adversidades, entremos em crise e que, por consequência, desenvolvamos comportamentos autodestrutivos. Segundo o *Dicionário Michaelis* (2008, 239, grifo da autora), crise significa:

1. Momento decisivo em uma doença, quando toma o rumo da melhora ou do desenlace fatal.
2. Momento crítico ou decisivo.
3. *Situação aflitiva.*

Já a *aflição* é definida pelo mesmo dicionário (p. 24, grifo da autora) como:

1. ansiedade, *inquietação*
2. Padecimento físico; tormento, tristeza.

Penso que toda crise revele situação aflitiva e certa inquietação naquele que a experiencia. Efetivamente, essa situação é muitas vezes a única maneira possível para comunicar o sofrimento da pessoa. Nessa direção, as crises acontecem pela vulnerabilidade que desencadeia um processo de morrência. Em outras palavras, todo processo autodestrutivo é equivalente a um processo de morrência. Tal processo expressa a crise desencadeada pela vulnerabilidade de o ser humano se sentir sem proteção frente aos ataques provenientes das adversidades.

Recomeços

Criei o termo "processo de morrência" para me referir ao processo do sentimento do "definhar existencial" que acontece *gradualmente*. A palavra "gradualmente" foi realçada em itálico e em negrito porque meu intuito é o de elucidar que o processo de morrência exibe uma complexidade de comportamentos autodestrutivos que, de maneira gradativa, provocam o esvaziamento de quem somos.

"Morrência" é um termo que não encontrei nos dicionários da língua portuguesa, mas é a palavra que mais se aproxima para desvelar o sentido que desejo dar ao processo que ocorre quando há fragmentações em nosso existir (FUKUMITSU, 2016/2019, 149-150).

É importante compreender a constituição do processo de morrência de forma mais aprofundada, aspecto este que abordaremos no próximo capítulo.

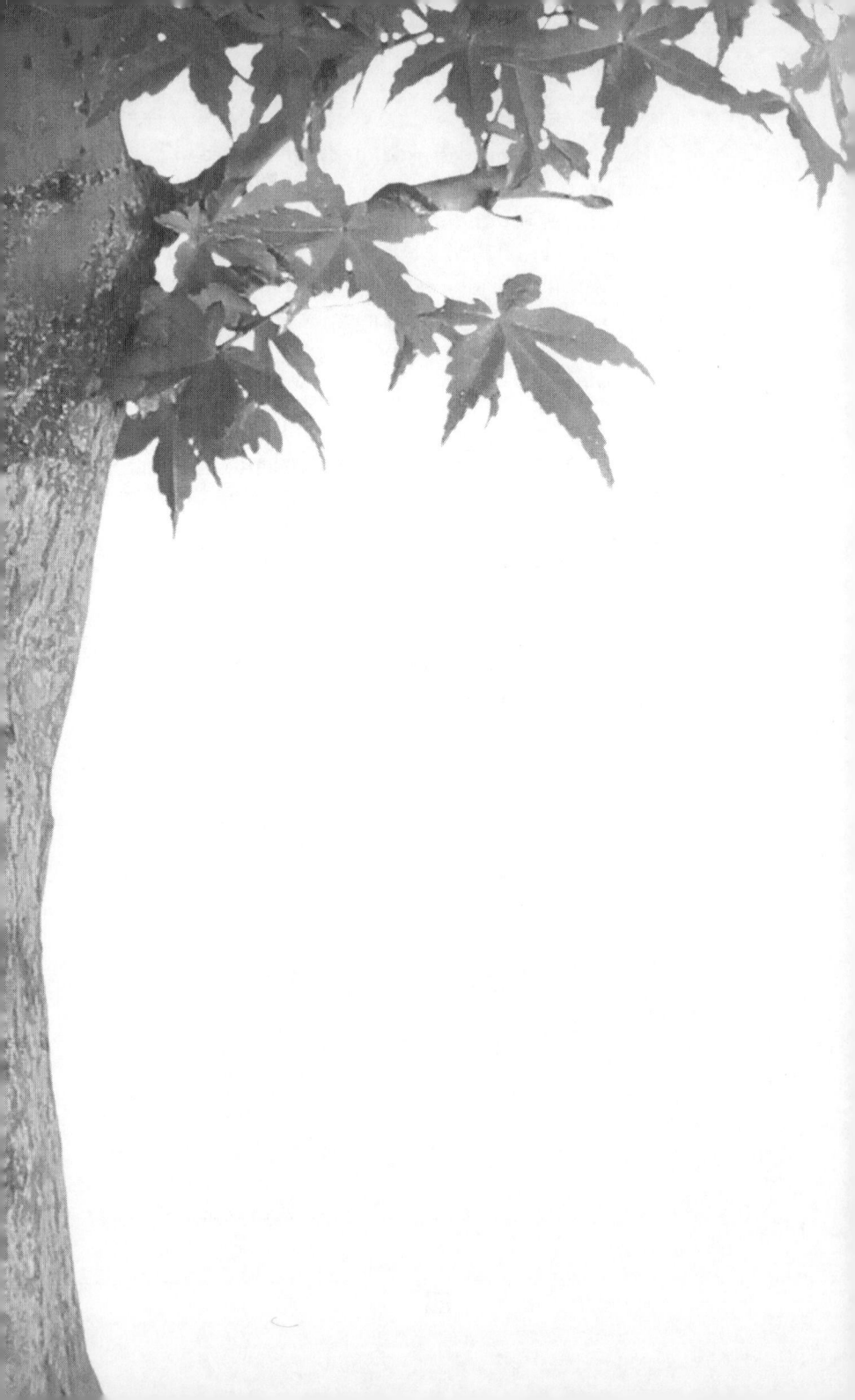

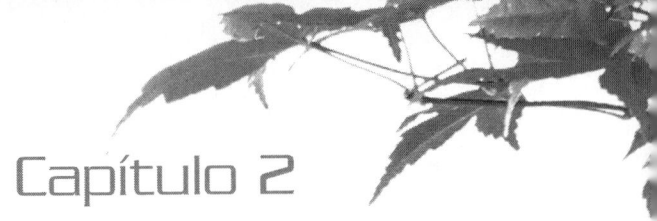

Capítulo 2

Constituição do processo de morrência

Qual seria o grande vilão de um processo de morrência? O sofrimento humano.
Se existe sofrimento, existe também vulnerabilidade, *locus* onde a pessoa se "acostuma" a se autodestruir.

A origem da palavra sofrer deriva do latim, *sufferre*, termo pelo qual os velhos romanos designavam quem estava "*sob ferros*", *acorrentado*, *submetido à força* (fosse escravo ou prisioneiro). Ou seja, a origem do nosso popular "sofrimento": palavra pela qual melhor se traduz, em português, a infelicidade contínua e intensa e, no momento em que ocorre, irremediável, é justamente o vocábulo que designava a opressão, a submissão, a situação da criatura submetida ao poder de outrem, que como coisa, ou "ferramenta", padece de todos os infortúnios capazes de lhe "ferir" (machucar) corpo e alma[1].

---

1 Disponível em: <https://www.dicionarioetimologico.com.br/sofrer/>. Acesso em: 27 abr. 2022.

É importante salientar que vulnerável é aquele que se sente ferido, desprotegido por ter a sensação de que está "sob ferros, acorrentado, submetido à força", conforme a definição supramencionada. Dessa maneira, aquele que se sente ameaçado se torna um refugiado, cujo instinto de sobrevivência, apesar de ser acionado, não encontra forças para não esmorecer.

"Dentro do possível a gente tentará resgatar o lugar de pertencimento, confiança e de sensação de que você *foi* e *é* importante para alguém e para você mesmo(a), lugar que você já ocupou" –, essa é minha fala para certa pessoa em intensa vulnerabilidade.

Não ofertando falsas promessas, mas sim resgatando momentos em que a pessoa já se sentiu fortalecida o suficiente para dar conta do sofrimento atual, trilhamos um caminho que tenta ir além da dor. Normalmente, a dor é tão intensa que ofusca as possibilidades para a pessoa lidar com o sofrimento.

2.1. Ataque, incerteza, estranhamento e insegurança: pais do processo de morrência

Fluindo na direção da morte, a vida do homem arrastaria consigo, inevitavelmente, todas as coisas humanas para a ruína e a destruição, se não fosse a faculdade humana de interrompê-las e iniciar algo novo, faculdade inerente à ação como perene advertência de que os homens, embora devam morrer, não nasceram para morrer, mas para começar (ARENDT, 2002, 258).

Quem são os pais do processo de morrência?
São os ataques, ameaças, incertezas, estranhamentos e inseguranças. Tudo no plural, pois é no plural que a confusão se

Constituição do processo de morrência

desvela e o imbróglio se torna local fértil para os processos autodestrutivos. Tenho uma visão diferenciada de que os processos autodestrutivos não são de todo ruins, desde que prestemos atenção naquilo que nos faz sofrer com o intuito de modificarmos os comportamentos disfuncionais. Dessa maneira, começamos a compreender a sabedoria dos processos autodestrutivos, não devendo concebê-los como comportamentos "*errados*", mas sim como única resposta possível para um ser humano lidar com as ameaças e os ataques sentidos como tais. Na impossibilidade de lidar com os conflitos interpessoais e com as relações caóticas de se sentir atacado, o ser humano responde ao meio ambiente por meio de comportamentos crônicos e destrutivos e comunica que seu sofrimento tem ofuscado as possibilidades para o enfrentamento das adversidades. Além disso, em certas situações estressantes e de conflitos, o foco não deve ser tentar convencer o outro de que não sou incapaz. A luta terá de ser a de preservação da energia para encontrar forças para não esmorecer. Nessa seara, os processos autodestrutivos dizem respeito a uma comunicação entre o organismo e o ambiente e servem como apontamentos das relações interpessoais que se tornaram tóxicas para a pessoa que apresenta a autodestruição. Em outras palavras, não conseguindo "matar" o outro e a situação que causa sofrimento, a pessoa inicia um processo de autodestruição, desviando a energia contra si. Energia que poderia ser investida contra a situação, mas a pessoa se sente impossibilitada. Nesse sentido, meu trabalho não é o de julgar as atitudes autodestrutivas, dizendo: "Você está errado! Penso que se autodestruir foi a única maneira que você encontrou para lidar com as dificuldades, com os problemas e com as situações difíceis. No entanto, imagino que, quando você encontrar um jeito mais prazeroso, com mais qualidade e com mais respeito para com você mesmo, talvez dê preferência para esse novo jeito de caminhar. Por enquanto, você só sabe sobre a toxicidade e está andando de forma 'manca', e isso diz respeito à marca de sua própria vulnerabilidade".

Praticamente enfraquecido em suas condições emocionais para continuar a andar, muitas vezes "sem pernas emocionais" ou se sentindo manca, a pessoa parece andar em solo fragmentado e, por isso, precisa de "muletas". E essas muletas são as chamadas "autolesões" e as "tentativas de suicídio". Por meio do machucar a si próprio, seja em uma parte de seu organismo ou em sua totalidade, a pessoa comunica seu sofrimento, a escassez de proteção e a necessidade de alicerçar "armaduras relacionais", que são vias para expressar a falta de credibilidade na relação humana. Ou seja, quando estamos feridos vamos para as relações com armaduras emocionais por não queremos mais nos machucar.

2.2. Vulnerabilidade: o berço do processo de morrência

Vulnerabilidade não é fraqueza; é nossa melhor dose de coragem (BROWN, 2016, 14).

Ser suscetível é constatar que somos vulneráveis. E, quando sentimos de forma gritante a constatação de que não temos o controle das situações, tampouco daquilo que nos acontece, identificamos a vulnerabilidade como ponto de partida do processo de morrência. Esse "berço" é um lugar muito desorganizado onde o descanso não é possível nem permitido.

É um berço que a pessoa não consegue descansar, obviamente por se sentir desprotegida. Então, não se trata de um berço aconchegante como o idealizado por todo ser humano, mas acaba sendo o único berço *possível* que a pessoa consegue, inclusive para continuar sobrevivendo. É um lugar caótico que comporta os processos autodestrutivos revelados por uma complexidade de respostas desorganizadas e disfuncionais.

Constituição do processo de morrência

E, falando sobre berços, outro sinal de alerta é o de dormir demais ou de ter insônia. Quando uma pessoa dorme demais, talvez esteja comunicando que queira descansar dos ataques e das incertezas. Quando a pessoa apresenta insônia, ela demonstra, através da hipervigilância, que continua fazendo durante a noite o que deveria fazer pela manhã, produzindo no momento que poderia descansar.

O berço da autodestruição, a vulnerabilidade, é, portanto, o lugar das polarizações com o intuito de proteger a pessoa de sensações de ameaças e de ataques. Segundo o *Dicionário Online de Português*, vulnerável é definido: "Que tende a ser magoado, danificado ou derrotado; frágil. *Que pode ser ferido por; destruído*" (grifos da autora)[2]. Sendo assim, aquilo que é percebido como ameaçador potencializa as chances de se enveredar para a autodestruição se não for garantida a blindagem apropriada e se o sofrimento não for acolhido.

A pessoa que se autodestrói faz *o que não quer quando não pode*. Não considera que tudo o que precisa é aceitar seus limites e sua condição humana de "não dar conta de tudo". Lembrando que "quem dá mais do que pode já dá o que não pode" (autor desconhecido), precisamos refletir a respeito da preservação de nossa energia. Não que o problema relacional diga respeito apenas ao outro e não tenhamos de nos isentar da corresponsabilidade, porém, alguém em vulnerabilidade extrema julga-se; normalmente, se sente fracassado por suas relações interpessoais serem caóticas e trazerem confusão. Às vezes, o fracasso se encontra naquele que não pôde usufruir do nosso amor e da nossa dedicação.

Quando digo que o berço do processo de morrência é a vulnerabilidade, desejo enfatizar que esse berço está preenchido de sofrimento pela necessidade de sobrevivência e, por esse motivo,

---

[2] Disponível em: <https://www.dicio.com.br/vulneravel/>. Acesso em: 27 abr. 2022.

concordo com a frase inicial de Bené Brown sobre vulnerabilidade ser a "nossa melhor dose de coragem".

Não conheço nenhum ser humano que tenha nascido com instinto autodestrutivo e que não sofra quando se sente ameaçado. A necessidade de segurança fala mais alto nesses casos, impedindo a autorrealização de nossas potências, tornando os medos desmedidos.

2.3. Medos: os filhos bastardos do processo de morrência

O ponto de partida quando sentimos medos é o ataque.
Frente a uma ameaça, as possibilidades de a pessoa se sentir ferida e de perceber a destruição vindo de encontro a ela são grandes. Sentir-se ferido, portanto, significa constatar que o ser humano é passível de se sentir atacado e, ao longo do tempo, os sentimentos de incerteza, estranhamento e insegurança serão as principais reações. Sendo assim, ataque, incerteza, estranhamento e insegurança tornam-se os "pais" do processo de morrência, e os medos, seus "filhos bastardos".

Minhas compreensões a respeito dos medos ficaram mais evidentes no aniversário de 10 anos de minha filha, em 2017. Ainda estava fazendo o desmame dos corticoides tomados para o tratamento da inflamação cerebral e vivia um processo alérgico que fez meu rosto, meus braços e minhas mãos ficarem em "carne viva". Escrevi:

> Ontem amanheci com os olhos extremamente inchados, embora as mãos estivessem um pouco mais cicatrizadas das feridas decorrentes do processo alérgico.
>
> Hoje, acordei com a ampliação de *awareness* de que o inchaço de meus olhos tinha um nome: MEDO.

Constituição do processo de morrência

Aprendo, em carne viva, que o medo é a não aceitação de não termos o controle das situações. Dessa maneira, percorri uma trajetória interna a fim de investigar o que temia não controlar.

Penso que quando "abrimos nossos olhos" para a maneira de existir e encaramos aquilo que é temporariamente difícil de enxergar, crescemos e nos damos a chance de conhecer nossos maiores medos e ampliamos, portanto, as possibilidades de rumar nossas vidas de maneira diferente e, talvez, de forma menos disfuncional.

Sempre tive medo deste dia chegar: o aniversário de 10 anos de minha filha.

Talvez por conhecer a transmissão psíquica transgeracional por meio da qual alguns comportamentos disfuncionais se perpetuam de geração a geração, caso não tomemos consciência deles, compreendi que meu medo emergia da fantasia de que eu não queria que minha filha tivesse a mesma experiência que eu tive quando fiz 10 anos.

Tinha intenso medo de ser para minha filha a mãe adoecida que conheci a partir de meus 10 anos. Até os 9 anos, percebia minha mãe como uma mulher ímpar, cujo carisma e cuja alegria contagiavam a todos. Sua vitalidade transbordava numa mulher ativa, linda, dona de uma habilidade artística impecável, capaz de promover jantares para seus amigos e familiares e de dar conta de vários afazeres. Cuidava de tudo e de todos aqui em São Paulo e administrava e acompanhava a construção de uma grande chácara no interior de São Paulo, que significava o maior sonho da família "Okajima Fukumitsu". Mas acredito que o processo de morrência "a pegou em cheio", e aos 10 anos de idade iniciei a tomada de consciência de que minha mãe definhava existencialmente.

Saúde existencial

Também foi com 10 anos que iniciei a via-sacra de socorrê-la em todas suas tentativas de suicídio e que, por esse motivo, deveria "me virar sozinha" para me nutrir e para descobrir maneiras de ofertar acolhimento para minhas dores e confusões emocionais.

Isabella puxou o dom das habilidades artísticas das "Okajimas": é costureira, desenha bem, "se vira nos 30" e faz da arte seu melhor veículo para se comunicar com o mundo. Além disso, misturada com a família "Binatto e Lobo" é dona de uma alegria peculiar, de um senso de humor inteligente, de uma capacidade de aproveitar as coisas boas e de desfrutar as boas relações.

Minha filha traz consigo intensa vitalidade para, inclusive, lidar com as adversidades. É extremamente carismática, esperta, esportista e capaz de se virar totalmente de maneira autossuficiente e de forma encantadora.

Apesar de nossa relação ser visceral, felizmente minha filha não é minha repetição. Fico muito feliz por ter seu próprio estilo especial de ser-no-mundo. Também fico feliz por perceber que atualmente não sou mais uma mãe adoecida, mas uma mãe em constante ressignificação para que assuma cada vez mais meu papel de ser uma mãe como posso ser.

Parabéns minha filha. Agradeço diariamente por você ter brindado minha existência com a sua vida. Agradeço cada minuto da minha existência por você me ensinar a ser uma pessoa melhor.

Do fundo do meu coração, espero que sua vida seja repleta de vivências inspiradoras e que você consiga ter ajustamentos criativos em situações de adversidade. "Que assim seja." Te amo!

Constituição do processo de morrência

> Beijo feliz pela comemoração de uma década de seu lindo existir!
>
> Mamãe Karina

Os medos nossos de cada dia são os "filhos bastardos" do processo de morrência e, segundo a definição de bastardo:

> fala-se de filho bastardo em dois sentidos diferentes. Em primeiro lugar, trata-se de um filho nascido de uma união ilícita, normalmente fora do casamento. Por outro lado, refere-se a um filho de pai desconhecido[3].

Tratando-se de medos, "bastardo" é uma palavra conveniente, pois há uma semelhança: são provenientes de "várias uniões ilícitas" e muitas vezes nem sabemos sequer quem são os pais deles. Em um processo absolutamente insano e cansativo de fugirmos novamente, tornamo-nos refugiados de nós mesmos. E um refugiado de si mesmo é aquele que busca outros horizontes com intuito de sobreviver.

Ponto de reflexão: Do que será que eu me refugio? De mim ou do sofrimento?

* * *

É preciso tomar cuidado para não confundir incerteza com insegurança. Sempre teremos a experiência das incertezas, pois não temos o controle das situações. A insegurança diz respeito ao fato de duvidarmos da nossa capacidade e de subestimarmos nossa potência para gerenciamento de crises. A insegurança traz a ideia fantasiosa de retornar ao destino de que "nunca mais"

---

[3] Disponível em: <https://conceitos.com/filho-bastardo/>. Acesso em: 28 abr. 2022.

será possível resgatar o fortalecimento no combate à sensação de cansaço que nos assalta e assombra. Digo isso, porque, quando nos autorizamos a ser "inundados" pelas inseguranças, é comum que os medos apareçam em forma de insatisfação, falta de confiança e sensação de não pertencimento e, por consequência, promovam os processos autodestrutivos, cujo ápice é o suicídio, a aniquilação total do ser humano. É importante diferenciar *aniquilar* e *destruir*.

> Destruir (desestruturar) é a demolição de um todo em fragmentos, para assimilá-los como partes num novo todo. [...].
>
> Primordialmente, a aniquilação é uma resposta defensiva à dor, à invasão do corpo ou ao perigo. Na evitação e *na fuga, o animal retira-se do campo doloroso; ao matar, ele remove "friamente" o objeto ofensivo do campo* (PERLS; HEFFERLINE; GOODMAN, 1997, 148).

Suicídio é autoaniquilação. Nessa perspectiva, há de se retomar uma definição que incluí no jornal *online* da USP:

> O suicídio é um ato de comunicação que não pôde receber acolhimento em vida [...]. A comunicação do suicídio é um processo, portanto pode-se refletir que o ato suicida comunica as fragmentações decorrentes de um processo que tornou a vida intolerável, interminável e inescapável, os três "Is" apresentados na obra *Clinical Manual of Assessment and Treatment of Suicidal Patients* (FUKUMITSU, 2017).

Muitos dos comportamentos autodestrutivos revelam a comunicação de uma "falsa" manutenção do controle e que se transformam em círculos viciosos. Normalmente, são expressos

Constituição do processo de morrência

pelos sentimentos angustiantes, tais como, culpa, vergonha, medo, raiva, ambições frustradas, amor não correspondido, desespero e solidão (SHNEIDMAN, 1993; FUKUMITSU, 2016/2019; 2019b).

O suicídio é multifatorial e não existe uma única causa. Nem sempre a pessoa que se matou apresentou sinais de que o faria e, por isso, digo que o suicídio é um ato único e exclusivo da pessoa que se matou e a verdade vai embora com quem morreu. Nessa direção, quando um suicídio acontece devemos falar que foi morte por suicídio, mas precisamos cuidar para que os detalhes de como aconteceu não sejam divulgados, para evitar a exposição maior dos envolvidos. A ilustração a seguir resume as ideias até aqui.

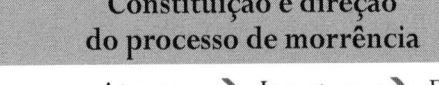

Constituição e direção do processo de morrência

Ataques → Incerteza → Estranhamento
→ Insegurança → Imaginação e Antecipação catastrófica
↓
Os medos nossos de cada dia (oposição ao controle)
↓ ↓ ↓
Insatisfação, falta de confiança e não pertencimento

Como compreendo as instituições como um organismo vivo; assim sendo, sempre que acontecer uma morte por suicídio ou uma tentativa de suicídio, será preciso elaborar atividades de alternância entre continuidade das atividades com práticas integrativas, mantendo o foco principal nas condutas de acolhimento e cuidados que promovam o bem-estar, sendo necessário trabalhar com ações que propiciem a saúde mental. Para tanto, serão necessárias condutas respeitosas e responsáveis com objetivo de manter espaços de trocas sobre os pontos principais que bloqueiam a fluidez do bem-estar.

2.4. Cuidados e intervenções

> Não conversar sobre o que provoca sofrimento implica a ausência de oportunidades para ressignificações (Fukumitsu, 2019c, 37).

Considerando que o processo autodestrutivo é o encadeamento de ações que buscam a sensação de controle, segurança e autorregulação, os cuidados com os processos autodestrutivos deverão ter como meta o fortalecimento do ser humano em situação de vulnerabilidade, para que se sinta protegido de forma suficiente. Nesse sentido, vale a pena trazer a definição de suficiente: "Que basta, é bastante; que satisfaz. *Que ocupa lugar entre o bom e o sofrível*. Capaz, hábil para qualquer outra empresa" (Michaelis, 2008, 820).

Uma vez que o suficiente é "o lugar entre o bom e o sofrível", precisamos ofertar lugares de acolhimento.

"Aqui eu posso confiar!" –, essa é a fala desejada por quem trabalha com pessoas em grande vulnerabilidade e intenso sofrimento. O trabalho que devemos realizar é auxiliar a pessoa a *destruir* o que lhe faz mal e, caso pense em suicídio, incentivar a comunicação por parte da pessoa que pensa no suicídio sobre aquilo que ela acredita que conseguiria eliminar por meio da morte, ou seja, aquilo que ela não consegue eliminar em vida. Dessa maneira, será preciso resgatar os momentos em que as pessoas se sentiram protegidas, sem fugir da lida com a dor. O objetivo principal é desenvolver uma parceria para acompanhar a pessoa em sofrimento, buscando momentos próximos daqueles que oportunizaram a percepção de que a pessoa *era* e *é* importante.

Constituição do processo de morrência

Somos atravessados pelo caminho da dor e do sofrimento, mas podemos realizar a travessia com alternância do amor e do acolhimento. Na verdade, penso que o ser humano quer mesmo é ser compreendido. Sendo assim, é necessário *atualizar* o sofrimento diariamente, no sentido de saber que a cada dia ele se reconfigurará. A palavra "atualizar" foi realçada em itálico, pois devemos refletir que, aquilo que serviu um dia para nos libertar da autodestruição, talvez não sirva mais em todos os outros momentos. Por esse motivo, devemos constantemente nos atualizar, sem nos perdermos frente aos olhares dos outros e dos nossos próprios olhares.

Mudar não é tarefa fácil, portanto, todas as vezes que desejarmos modificar o comportamento autodestrutivo, teremos a tensão e a pressão como companheiros nessa jornada. Para contrabalancear, será preciso aprender a enxergar a vida a partir de outras perspectivas, não a partir dos olhares dos outros.

Enxergar a vida com nossos próprios olhos exige a ressignificação das percepções, pois o divino habitará em nós desde que possamos dar as boas-vindas a ele a partir da nossa própria perspectiva.

Um mimo-lembrete para você:
Até quando você vai se ver pelo olhar do outro?
Autorize-se a ser definido pelo seu próprio olhar.

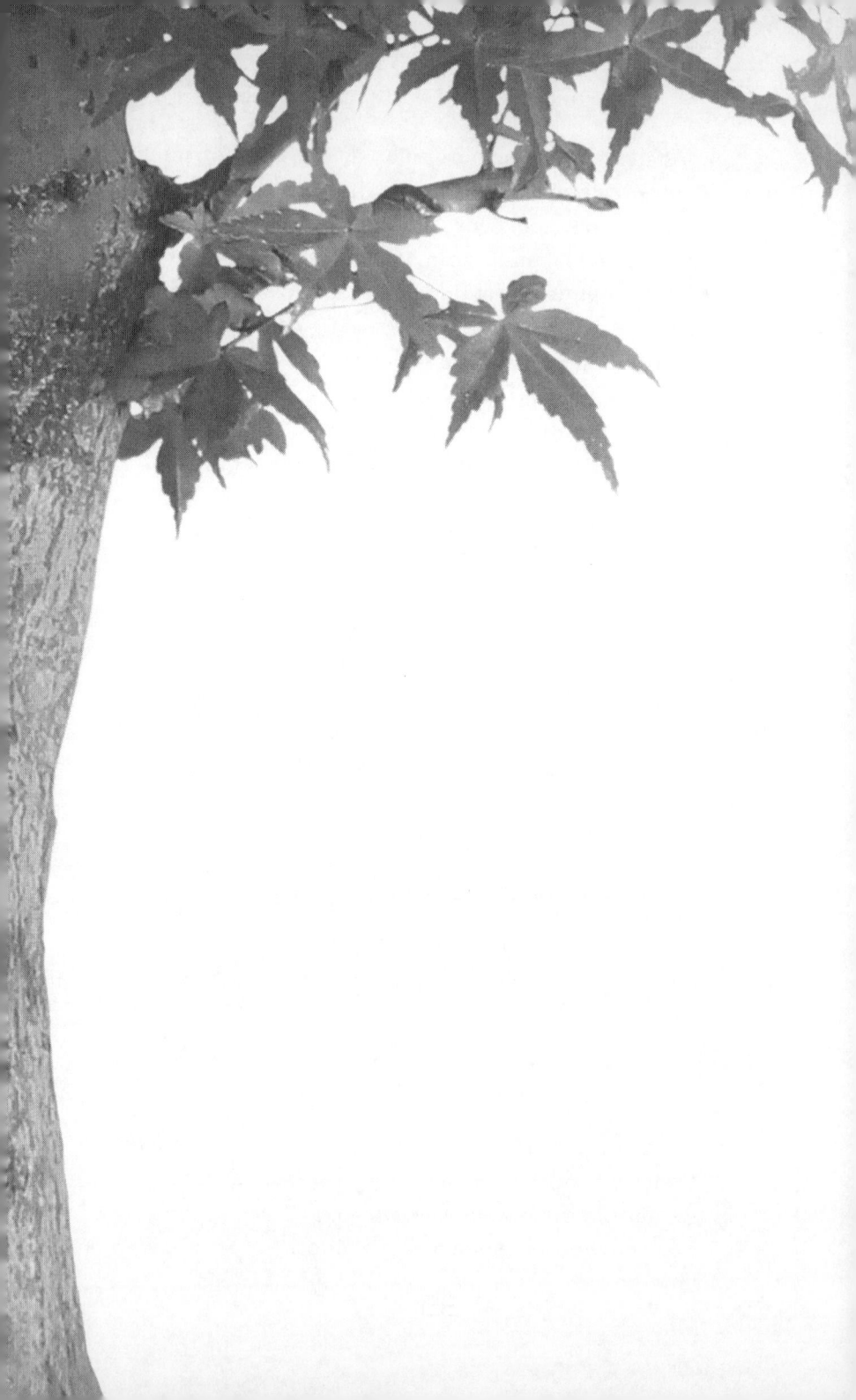

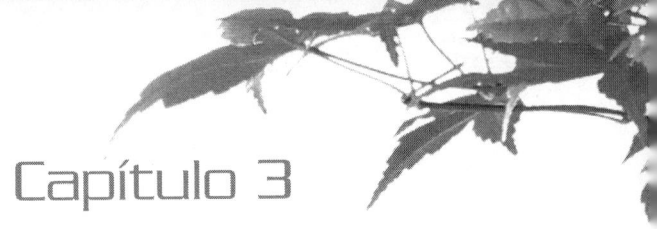

Capítulo 3

Qual é a minha parte, além da dor?

Nas grandes crises o coração parte-se ou endurece (Honoré de Balzac *apud* Santini, 2019, 23).

É preciso reconfigurar e encontrar novos lugares, atravessando o sofrimento e não sendo atravessado por ele, principalmente, porque o sofrimento não deve significar cristalização.

Por compreender que o sofrimento "cega" as pessoas sobre as possibilidades existenciais, no título deste capítulo, realizo um convite ao leitor para que se pergunte: "Qual é a minha parte, além da dor?"

Ao realizar esta pergunta, minha proposta é a de que reflita sobre o que se pode *ser* e *fazer* para além da dor.

Já vimos que é comum que o ser humano, em vulnerabilidade, apresente respostas crônicas e repetitivas para lidar com a dor. Dessa forma, a reflexão que se faz presente é:

Afinal, quem somos nós, além da dor?
Somos ecos de vazios que foram vividos.

Saúde *existencial*

Somos sofrimento que um dia nos invadiu e que provocou o aborto da esperança.

Somos a dor que dilacerou nossas almas.

Somos as possibilidades de tudo o que pode ser restaurado.

Somos travessias que clamam por espaços de troca.

Somos cada situação que nos atinge e nos convoca a dar respostas diferentes, pois a capacidade de ir além da dor implica em ampliar as maneiras de enfrentamento. Nesse sentido, é preciso desenvolver "processos de vivência" que possibilitem rumar contrafluxo ao "processo de morrência". Serão os recursos necessários para combater os processos autodestrutivos que provocam a falta do esperançar.

Sabendo que cada ser humano desenvolve sua própria habilidade de responder às vulnerabilidades, será importante respeitar o tempo próprio. Além disso, será necessário aprender a se preservar, dizendo "não autorizo ser mais machucado(a) do que estou".

Tudo o que sentimos e pensamos deve ser respeitado. Porém, percebo que muitas pessoas acabam se identificando com as emoções e fazem delas paradeiro e território. Não entendem que emoções são apenas estados efêmeros e transitórios. Sendo assim, o sofrimento emerge justamente nesse momento que existe a confusão entre *aquilo que sinto* e *a direção tomada*. Normalmente, quando nos identificamos com nossas emoções adotamos direções impulsivas, por exemplo, se sinto raiva e me torno a raiva, identificando-me com essa emoção, atuo sob agressividade e direciono minhas ações para atitudes impulsivas que resultam em situações drásticas. Dessa forma, *sentir* não significa necessariamente *atuar*. Nesse momento de ser visitado pela emoção, precisamos travar o seguinte diálogo com nossas emoções:

Quem eu sou?

Eu não sei. Vou descobrir! Mas, não me permitirei entrar na confusão entre o que sinto e do que deverei fazer. Cada sentimento deve ter seu lugar. Cada atitude também.

Qual é a minha parte, além da dor?

> **Um mimo-lembrete para você:**
> Respeite os sentimentos, respire e deixe ir:
> é o triângulo amoroso que você deve oferecer
> para si só por hoje.

3.1. Sobre minha trajetória de volta para a morada existencial

Morte, sensação "de que não daria conta do recado", solidão, desamparo, desespero e intensa necessidade de continuar minha vida, apesar das dificuldades inter-relacionais foram meus companheiros diários dessa fase. Também naquela época, o sedentarismo me invadiu a tal ponto de acreditar que cuidar do meu corpo e da minha saúde física seria perda de tempo. Queria apenas me debruçar sobre meu investimento intelectual.

Parei de gostar de fazer exercícios exatamente no momento que ingressei na faculdade. Queria me tornar "gente grande". Motivada pelas inúmeras exigências para ser uma boa profissional, investi grande parte da minha vida cuidando dos aspectos emocionais e cognitivos. Em contraste, sinto que meu corpo "definhou", pois esqueci da premissa de que "mente sã" significava "corpo são" e vice-versa.

Em contrapartida, tive uma infância – e adolescência – na qual não me era permitido descansar, pois a cada tentativa de dormir ou de brincar, minha mãe desligava a chave geral de eletricidade e batia em mim, chamando-me de "vagabunda". Cresci com a ideia de que deveria viver freneticamente sem me dar oportunidades para aprender sobre o ócio criativo. Fazer nada era proibido. Deixar de produzir era pecado mortal...

Tornei-me *workaholic* e, paradoxalmente, troquei o movimento pelo sedentarismo. Ao parar de me exercitar fisicamente, intensificando meu investimento intelectual, tornei-me refém de meu próprio corpo, enclausurando-o para direcionar minhas energias para apenas conhecer. Tornei-me professora universitária e suicidologista...

Não havia tempo para cuidar do físico, nem disponibilidade afetiva, restando poucas energias para cuidar de mim de modo integrativo. Mas que bom que sempre existe o mas...

A vida me cobrou. Adoeci pela inflamação cerebral ADEM. Uma das maiores áreas afetadas pela doença impactou a coordenação motora, sendo assim, tive de reaprender a andar. Foi exatamente neste momento que percebi que deveria conciliar corpo e mente, mas por mais que quisesse terceirizar essa tarefa, ninguém seria capaz de fazer essa conciliação por mim. Após me recuperar da inflamação cerebral, iniciei descoberta de que poderia caminhar, considerando meu próprio ritmo e jeito. Dessa forma, andar se tornou uma atividade preciosa para mim.

Nunca pensei que um dia pela manhã acordaria disposta a andar alguns minutos e em 2016, iniciei meu "caminho de volta", cuidando de mim de forma integrada, em busca de união entre as dimensões física, emocional e espiritual.

Parei de fugir daquilo que precisava enfrentar: *eu mesma*. Gosto muito do ensinamento de Fisher (2018, 25): "uma pessoa não pode fugir e aprender ao mesmo tempo. Ela precisa permanecer algum tempo no mesmo lugar", portanto, aprendi a "permanecer algum tempo no mesmo lugar": *no meu lugar e no meu tempo*.

O que quero dizer é que não conseguimos ocupar dois lugares ao mesmo tempo, dessa forma, quando escolhi viver "dentro de mim", usufruindo da minha corporeidade, respeitando meu tempo e os lugares que quero ocupar.

Apoderando-me do meu corpo que se tornou meu sagrado local de expressão de quem sou, minha existência se transformou de forma mais integrada. "Como diz a Dra. Kousmine: 'Seu

Qual é a minha parte, além da dor?

corpo é um templo'. Trate como o templo que é. Depois, como ela acrescenta: 'não deixe qualquer um entrar nele'" (Santini, 2019, 124).

* * *

Determinei que cada minuto andado corresponderia a um ano de idade. Assim, aprendi a trilhar em solo fragmentado, levando tombos, tropeçando e me levantando. Tomei a decisão de mudar drasticamente meu foco para resolver meus problemas. Para tanto, precisaria de estratégias bem alinhadas, uma vez que nunca tive parâmetros nem referências saudáveis que pudessem me ensinar, tampouco me inspirar. Mas isso não queria dizer que não poderia modificar meus comportamentos disfuncionais.

Hoje compreendo que, para consolidar uma mudança, seja qual for, deveríamos nos concentrar nela durante um tempo irredutível. Alguns falam em 21 dias, pessoalmente é de um mês que preciso para que um novo hábito se incruste harmoniosamente na minha vida. É o tempo necessário para que o cérebro reprograme novos circuitos e que esse novo hábito se torne um reflexo tão enraizado e automático quanto o fato de escovar os dentes!

Para isso, no entanto, é impossível mudar tudo ao mesmo tempo: devemos nos concentrar num hábito de cada vez. Quando estamos bastante motivados, isso parece pouco, e até mesmo um pouco lento! Mas, se refletirmos bem, um bom hábito por mês totaliza 12 por ano! É muita coisa, ainda mais que eles estarão bem enraizados (Santini, 2019, 107-108).

Para mudar, precisarei de disciplina e de muita companhia de "mim própria", respeitando meus limites, deixando de me

Saúde existencial

comparar com os outros e assumindo meu estilo, em ritmo e velocidade que meus 51 anos de vida me permitem viver. Além disso, busquei, entre minhas relações interpessoais, pessoas com quem eu pudesse conviver e, ao mesmo tempo, aprender. Uma delas é minha filha espiritual Gabriela Ribeiro Sabio de Melo, que desenvolveu com maestria uma vida funcional e, com uma organização absolutamente encantadora, se tornou uma das pessoas-referência para o desenvolvimento de um novo estilo de vida para que eu pudesse recomeçar.

Agora tenho tempo e, por escolha, dedico-me ao meu bem-estar, santuário da minha existência...

Capítulo 4

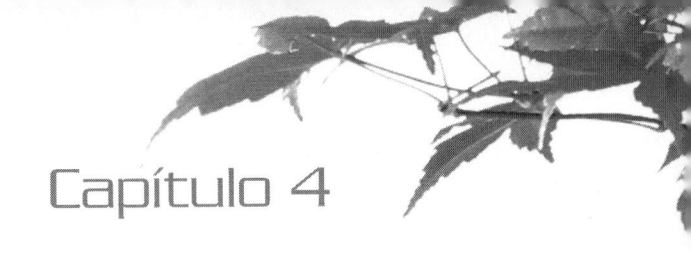

Processo de extrair flor de pedra

Caminhos de volta para a morada existencial

Nossa tarefa não é negar a história, mas questionar seu final –, levantar [-se] do tombo, reconhecer nossa história e tentar descobrir a verdade até chegar a um ponto em que pensemos: sim, foi isso que aconteceu. Esta é a minha verdade. E vou escolher o final desta história (BROWN, 2016, 65).

Um dia li: "Pensaram que me enterrariam, mas mal sabiam que eu era semente". Se, em 2014, imaginei que a morte me buscaria precocemente desta vida, vivi a tormenta pelo medo de morrer não pela morte de *per si*, mas sim, por julgar que tinha muito a realizar ainda.

Como sequela dos sintomas da inflamação cerebral, a intensa falta de ar incentivou-me a buscar o templo Zen do Brasil para aprender a respirar por meio da meditação. Além da meditação, inscrevi-me para o curso "Introdução ao Zen budismo" ministrado por Monja Coen Rôshi e Monja Heishin. Após a prática de meditação, Monja Coen Rôshi me encontrou saindo do banheiro, pois havia chorado muito durante a aula. Ela me olhou serenamente e disse: "tudo passa". Meu sofrimento se dissipou não porque a situação havia sido solucionada, mas por eu ter sido vista por uma outra pessoa em momento difícil. Ser vista foi curativo...

Ser visto é o acalanto mais precioso que podemos receber de outro ser humano quando se está no "olho do furacão". Dessa forma, penso que ser visto e ser percebido e respeitado como "gente" são os primeiros passos para o caminho de volta, pois significa a devolução da dignidade existencial.

No livro *A vida não é do jeito que a gente quer* (FUKUMITSU, 2019), alinhei minhas ideias sobre o antídoto do processo de morrência: o processo de extrair flor de pedra.

Extrair flor de pedra é transformar aquilo que nos faz mal em ação para o próprio bem-estar e para se tornar proprietário de si mesmo.

Extrair flor de pedra é aprender a não esmorecer apesar do cansaço. Isso me faz lembrar de uma frase de um autor desconhecido que me ajudou muito: "Quando estiver cansado não desista, mas procure outras formas para descansar". É preciso, portanto, extrair beleza do solo árido e ajudar para que pessoas não desistam também.

Lembrei-me de algumas situações que ilustram esse processo de extrair flor de pedra.

Certo dia, enquanto me recuperava da inflamação cerebral e pelo processo alérgico decorrente do desmame dos corticoides, acordei com as mãos "em carne viva" e após envolvê-las com faixa e esparadrapo para evitar a coceira e para não me machucar mais, senti-me uma pugilista.

"A doença é uma situação inacabada por excelência, podendo ser acabada apenas pela morte ou pela cura" (PERLS, HEF-

Processo de extrair flor de pedra

FERLINE e GOODMAN, 1997, 79). Não queria morrer, pelo menos naquele momento, portanto só me restava a cura, que prometi para mim mesma: haveria de encontrá-la custasse o que custasse... e continuei lutando e extraindo flor de pedra! Recusei-me a desistir, sendo "boxeadora" só por aquele momento.

Se mudar é complexo, sustentar a mudança é ainda mais difícil. Sendo assim, extrair flor de pedra significa deixar aflorar o bom que está adormecido. É elaborar estratégias para facilitar nossa travessia, apesar da dúvida. É poder despertar para a missão existencial e tomar propriedade de quem se é.

> Extrair flor de pedras foi o termo que criei para designar o que pessoas podem ofertar para si e para o mundo, apesar de se sentirem "demolidas e fragmentadas existencialmente". Esta ideia surgiu em 2012, quando enfrentei várias dificuldades em minha vida e com o nódulo que surgiu na tireoide, no hotel, enquanto estava em isolamento pela iodoterapia. Apresentei esse termo no evento do Instituto *Sedes Sapientiae*, como metáfora para representar as pessoas que, apesar de nunca terem recebido do meio ambiente e das suas relações: amor, carinho, afeto, amparo, cuidado e atenção, descobriram maneiras de oferecer aquilo que mal aprenderam, sentiram e viveram. Portanto, oferecem para o mundo aquilo que nunca receberam: carinho, atenção, beleza etc.
>
> Essa é para mim a grande beleza da existência humana: Extrair do que aparentemente poderia ser um "nada" algo primoroso, belo e imbuído de vida (FUKUMITSU, 2016/2019, 189).

Realmente acredito ser possível ressignificar nossos sentimentos e pensamentos, sobretudo as emoções que despertam a sensação de estarmos sem prumo e sem rumo. Não é raro sentirmos que estamos perdidos e que nunca nos reconciliaremos com quem somos.

"Eu era, agora eu sou" –, este foi um recado de amor para mim escrito quando decretei que deveria mudar de estilo de vida. Promessa que assumi como meu mantra, rumo e foco.

No *podcast* SuperSoul no episódio *Heal through kindness*[1], Oprah perguntou para Lady Gaga: "O que você acha que a vida está esperando de nós?" Lady Gaga respondeu lindamente: "*Accept the challenge*", aceite o desafio.

Percebo que extrair flor de pedra exige enfrentamento daquilo de que temos medo, e os maiores desafios são os de não sucumbir aos naufrágios existenciais e continuar honrando a travessia.

Um mimo-lembrete para você:
Aceite o desafio e faça de sua existência
seu melhor patrimônio.

4.1. Extrair flor de pedra é a arte de ofertar esperanças

Muito do que faço em meu dia a dia é ofertar esperanças. Aliás, *dar esperança* é muito diferente de *ofertar esperanças*. Explico. Ser doador de esperança significa se deixar seduzir pela onipotência e prepotência de que somos as pessoas responsáveis pela solução dos problemas dos outros, em outras palavras, de que somos os salvadores, aqueles que salvam as dores. Mas nem das nossas dores nos salvamos, não é mesmo?

---

1 Disponível em: <https://open.spotify.com/episode/6ox5VAC1EgSLDsZO-Tum1kA>. Acesso em: 28 abr. 2022.

Processo de extrair flor de pedra

Acredito ser muito difícil doar esperança para alguém, pois esperança não se adquire de fora para dentro. Ao contrário, invisto na oferta da esperança como convite através de minhas palavras e ações, incentivando as pessoas a se sentirem esperançosas quando assumirem suas próprias atitudes. Ou seja, o ponto de partida da esperança é sempre aquilo que nossa história e alma solicitam.

Meu trabalho com pessoas em processo de morrência busca a reconexão com a saúde existencial da pessoa em intenso sofrimento. Encontrando forças suficientes para lidar com aquilo que acredita-se ser de improvável solução e, a partir da reconexão com seus propósitos a pessoa poderá continuar apesar do sofrimento.

Sempre existirá uma possibilidade, uma alternativa, e, caso modifiquemos a perspectiva de nossos olhares, ampliaremos as chances de encontrar razões para viver, apesar das ameaças.

E qual é o jeito de ofertar esperança para continuar apesar das adversidades?

A partir do resgate do heroísmo que habita em cada um de nós. Eger (2019, 11) ensina:

> Nosso treinamento para o heroísmo é a vida, as circunstâncias cotidianas que nos convidam a cultivar os seguintes hábitos: realizar ações de bondade diariamente, demonstrar compaixão, começando com a autocompaixão, revelar o melhor dos outros e de nós mesmos, conservar o amor inclusive nos relacionamentos mais desafiadores e celebrar e exercitar o poder de nossa liberdade mental.

Para as pessoas que desejam se reconciliar com seu heroísmo, penso que devam desenvolver clareza e lucidez para utilizarem suas energias para fazer o bem, ressignificando as percepções com o objetivo de fortalecimento e apropriação de quem se é

Saúde *existencial*

e a ampliação de respostas às adversidades e aos problemas, de outras formas menos disfuncionais. Nossa liberdade existencial requer consistência em nossas atitudes.

Um mimo-lembrete para você:

Conquiste sua cura a cada dia.

Todo processo de transformação e mudança
exige conexão consigo e com o que é significativo.

Preencha-se de você!

Capítulo 5

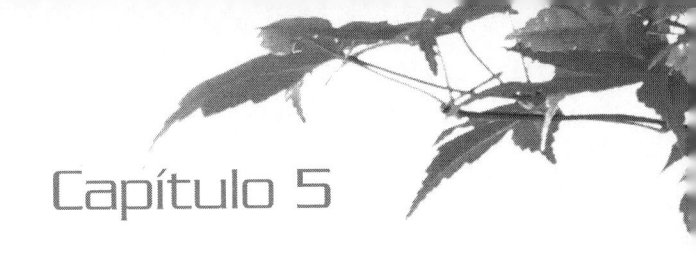

EducaDores

Os peregrinos da saúde existencial

> Passei mais da metade de minha vida tentando me encontrar nos erros de meus pais. Outra metade foi dedicada para tentar me encontrar nos meus próprios erros. No resto da minha vida, quero me achar em meus acertos (Fukumitsu, 2016/2019, 224).

A educação das dores é um compromisso de todos que se preocupam com os contextos biopsicossocial e emocional.

A dificuldade de não saber lidar com os processos autodestrutivos e com as emoções associadas às impotências individual e coletiva é mola propulsora para se buscar estratégias para lidar com a vulnerabilidade humana.

Tenho amadurecido um programa de gerenciamento de crises existenciais para que as pessoas expandam recursos para transformações, principalmente relacionadas aos processos de aquisição do bem-estar. Os pontos principais no trabalho de gerenciamento de crises existenciais são: aceitação dos limites, rea-

Saúde existencial

propriação do que é essencial, redirecionamento da agressividade, que é retornada contra si para que possa ser direcionada, de forma lapidada, para fora de si. Quem participa desse programa de gerenciamento de crises existenciais se torna um educaDor.

5.1. Onde tudo começou...

Desde a recuperação do adoecimento pela inflamação cerebral, um dos meus focos tem sido o desenvolvimento de uma "cultura familiar". Defino "cultura familiar" como o conjunto de valores, convicções e condutas que meu marido e eu adotamos e cultivamos no papel de pais e que nos direciona, para que todos nós da família dignifiquemos a história da relação familiar.

Sinto o quanto valeu a pena acreditar que era possível investir no fortalecimento dos nossos vínculos para criarmos "nossa" cultura familiar, apesar de nunca ter recebido ensinamentos. Durante minha infância e adolescência vivi o abandono do meu pai, pois ele acabou constituindo outras famílias; o desamparo e desespero de ser a filha que tinha de cuidar de minha própria mãe devido ao seu adoecimento e inúmeras tentativas de suicídio.

Família precisa de estrutura, insistência, paciência e persistência para lidar com as diferenças entre seus membros. Nada é fácil nesta vida, porém devemos construir pontes, principalmente para os filhos que representarão nossa continuidade.

É a partir do desenvolvimento de uma "cultura familiar" que solidificamos a ideia de que todos *somos um*, enquanto núcleo familiar, e, também, somos potências singulares. Nessa direção, os educaDores compreendem que o sofrimento não é passível de ser consertado, mas sim ressignificado a partir da educação das emoções.

"Um pai que não preparou seu filho para lidar com sua morte falhou como pai"; "o sábio constrói pontes, o tolo constrói barreiras", são os ensinamentos que recebi do filme *Pantera*

EducaDores

Negra[1]. Um educaDor é peregrino que caminha a partir de suas próprias dores e as de outras pessoas, em busca de sustentação durante a travessia da dor.

Todos os sentimentos e percepções merecem mobilizações de energia reflexivas e não impulsivas. Por esse motivo, a reflexão sobre as direções a serem tomadas em cada emoção sentida é preciosa, ou seja, é possível ir *ao encontro* da articulação entre razão e emoções. Sendo assim, educar dores envolve o amadurecimento e a manutenção de atos que sustentem as mudanças. Uma das vias de sustentação pode ser por meio da ampliação das informações que facilitem a aquisição de conhecimento daquele que deseja desenvolver saúde existencial.

Ser educaDor sugere enfrentamento da vulnerabilidade e busca de intervenções para cuidar dos ferimentos existenciais, possibilitando que a pessoa se sinta preservada, em espaços emocionais minimamente "arejados" para que a tormenta seja apaziguada no coração. Saliento que *possibilitar* não é o mesmo que *fazer pela* pessoa. Para tanto, acrescento a lição da borboleta, de autor desconhecido e que para mim é muito valiosa:

> Um dia, uma pequena abertura apareceu em um casulo, um homem sentou e observou a borboleta por várias horas, conforme ela se esforçava para fazer com que seu corpo passasse através daquele pequeno buraco. Então, pareceu que ela havia parado de fazer qualquer progresso.
>
> Parecia que ela tinha ido o mais longe que podia, e que não conseguia ir mais. Então, o homem decidiu ajudar a borboleta: ele pegou uma tesoura e cortou o restante do casulo. A borboleta então saiu facilmente. Mas seu corpo estava murcho e era pequeno e tinha as asas amassadas.

---

1   *Black Panther*. Direção: Ryan Coogler. Produção de Kevin Feige. Estados Unidos: Marvel Studios, 2018.

Saúde *existencial*

O homem continuou a observar, porque ele esperava que, a qualquer momento, as asas dela se abririam e esticariam para serem capazes de suportar o corpo que iria se afirmar a tempo.

Nada aconteceu! Na verdade, a borboleta passou o resto da sua vida rastejando com um corpo murcho e asas encolhidas. Ela nunca foi capaz de voar…

O que o homem, em sua gentileza e vontade de ajudar, não compreendia era que o casulo apertado e o esforço necessário à borboleta para passar através da pequena abertura era o modo com que o fluido do corpo da borboleta passasse para as suas asas, de modo que ela estaria pronta para voar uma vez que estivesse livre do casulo.

O texto explana o que, ao querermos fazer pela pessoa, retiramos de oportunidade para ela descobrir sobre seu potencial, ou seja, quando se está em sofrimento, subestimamos nosso próprio potencial e o potencial do outro, prejudicando as chances para transformações. A partir do momento que deixamos de acreditar em nossa potência, há o rompimento do que nos é significativo; portanto, o objetivo daquele que educa as dores deverá ser o de não fazer pela pessoa, mas estimular a sustentação de confiança que promova atitudes que sirva para que essa pessoa se experimente em seu próprio fardo e privilégio. E, como afirmado no livro *Muitas razões para viver* (2021, 36):

> um educador é agente de mudanças que se coloca a serviço para ampliação de ações a fim de transformar *o conhecimento das dores* em *aprendizagem de formas de enfrentamento*.

Outro ponto relevante a se destacar é que educa*Dores* não apressam o tempo do outro. Respeitam e se respeitam em seu próprio tempo e ritmo. Sendo assim, faço um convite para que você assuma seu próprio tempo.

> **Um mimo-lembrete para você:**
> Não apressa meu tempo, nem me atrasa.
> Cada situação deve acontecer na justa medida
> do meu próprio tempo.

5.2. Ser educaDor é desviar dos oportunismos e oportunistas

Algumas vezes, ofereci aliança a pessoas com quem nunca tinha tido intimidade, tampouco amizade. Nessas relações, a traição me pegou em cheio. Senti-me traída pelo fato de me sentir atraída pela possibilidade de ter amigos e parceiros. Quem é traído perde a confiança (FUKUMITSU, 2019, 105).

É hora de avaliar as relações que se tornaram abusivas. Estranhamente quando escrevia esta obra, percebi que algumas pessoas se aproximavam de mim de forma oportunista.

Quando imaginava que se tratava de parceria, depois de tempos de convivência, essas pessoas chegavam com contas financeiras que não havia assumido. Foram tão recorrentes os episódios de aumento dos valores de serviços ou apresentação de contas que não havia combinado, que concluí que não era por acaso que alguns indivíduos surgiram com o mesmo tema de querer levar vantagem financeira a minha custa. Por esse motivo, iniciei uma reflexão.

Maria Julia Kovács, minha orientadora de doutorado e pós-doutorado, disse que sou uma "galinha dos ovos de ouro" e que deveria ter mais cuidado com as aproximações de certas pessoas, pois, como abro muitas "portas para todos", alguns acabam se interessando pela proximidade. Em contrapartida, já tentei "endurecer", tornar-me mais "fria" nas relações e mudar minha atitude de me abrir demais para os outros e de me machucar também em proporção maior. Em todas as situações que identifiquei oportunismo e oportunistas, senti declínio em minha saúde existencial, com fortes tendências de retornar ao meu conhecido disfuncional. A partir de meu entristecimento pelas frustrações relacionais, boicotava meus exercícios diários, meditação e dieta. A decepção relacional provocava a sensação de que "nadava, nadava e morria na praia".

Para me fortalecer e lidar com os oportunistas, apeguei-me à convicção de que tinha total direito de sentir o que sentia quando me decepcionava. Além disso, sabia que seria a partir das decepções que teria condições de aprender, a duras penas, a me proteger sem que me tornasse amarga.

Depois de perceber o oportunismo, respeitei o tempo necessário para me recompor e me acolhi, extraindo flor de pedra. O educaDor aprende a se afastar do tóxico e a se aproximar do nutritivo.

A frase de um autor desconhecido ensina "cuidado com a carência. Às vezes, ela pode fazer com que você veja amor onde não existe". A decepção relacional provoca a necessidade de aprendizagem no ser humano de lidar com conflitos decorrentes de "puxadas de tapetes", aspecto a que me referi no capítulo 1 e que disse que trataria com maior profundidade. Esse é o momento de me aprofundar no assunto.

Segundo o *Dicionário Online* de português[2], conflitos significam "luta armada entre países conflitantes; guerra. Ausência de concordância, de entendimento. *Oposição de interesses*, de opiniões. Divergência".

---

[2] Disponível em: <https://www.dicio.com.br/conflito/>. Acesso em: 28 abr. 2022.

EducaDores

Quando se lê "oposição de interesses", compreendo que não seja da responsabilidade de ninguém nos defender, porém o mínimo que se imagina é que ninguém precisaria tirar vantagem da amizade e do amor que oferecemos.

Fiz uma pergunta para Gabriela Melo, corretora de imóveis nos EUA, sobre a diferença entre alugar e vender uma casa e ela respondeu:

> Na casa própria você arruma e cuida com mais amor e zelo. Fica a sua cara. Quando você aluga um imóvel, não tem o mesmo amor por ele.
>
> Para comprar um imóvel você precisa estar qualificado para comprá-lo. Além disso, será necessário encontrar um imóvel que atenda às suas necessidades. Por isso, é preciso diferenciar entre necessidade e prioridade. Buscar o que é essencial; por exemplo, a piscina é essencial ou é um luxo?

Quando ouvi a explicação da Gabriela, pensei que o essencial é saber diferenciar entre necessidade e prioridade: prioridade é o que é essencial. Meu trabalho é o de facilitar para que as pessoas possam se tornar *proprietárias* de suas existências e não, como no jogo de palavras popular, as *"próprias otárias"*, criando estratégias de gerenciamento de crises para que possam evitar serem machucadas e engolirem "goela abaixo" o que faz mal.

Quando as pessoas se permitem ser machucadas e recebem "goela abaixo" críticas, insultos e difamações se consomem pelo rancor, mágoa, e transformam toda a montanha-russa de sentimentos em processos autodestrutivos, iniciando uma peregrinação em seu processo de morrência, cuja marca principal é a de "morar de aluguel" na morada existencial.

Não deveríamos esperar por validação, reconhecimento, tampouco nos preocupar com a reputação e em gastar energias para ter razão na dedicação para com outros, no entanto, apesar de termos consciência de que tudo o que não deveríamos esperar das relações, decepcionamo-nos quando a recíproca não é a mesma. A palavra "frustrar", segundo o *Dicionário Michaelis* (2008, 402), é definida por "enganar a expectativa de; iludir. Não acontecer o que se espera; falhar". O sentimento de ser iludido provoca no ser humano a sensação de ter sido enganado e, muitas vezes, desviamos a responsabilidade desse engano contra nós, acusando-nos de ingenuidade, fracasso e até nos considerando bobos e tolos. É o início dos pensamentos autodestrutivos...

Nesse sentido, para algumas desarmonias relacionais será preciso o afastamento, evitando situações em que há antecipação do encontro com pessoas que poderão machucar e "cutucar a ferida" que está em cicatrização. A ferida de ser enganado e traído leva tempo para cicatrizar, mas isso não significa que a pessoa ferida deverá se isolar eternamente nem se fechar para o mundo. Mas, enquanto a chaga da traição estiver doendo, é preciso entender que "quanto maior é a ameaça maior deverá ser a proteção" (Fukumitsu, 2019, 224).

Afastar-se de grupos aos quais acreditávamos utopicamente que teríamos a sensação de pertencimento e preenchimento das carências é aprendizagem importante. Constatar que não se pertence de fato a alguns grupos e que essa constatação não é impedimento para que continue em sua trajetória é decisão salutar.

> Tenho de voltar a ele, o conto de Gabriel García Márquez, para mim de todos o mais fantástico. A alma deseja repetir a beleza. É sobre um afogado que o mar depositou na praia de uma aldeia de pescadores. Desconhecido. Morto, ele nada podia dizer, nada podia fazer. Era um vazio imenso. E por isso mesmo, pelo vazio que morava no seu corpo morto, o milagre aconteceu. Os vazios são poderosos. Sem ter o que dizer e o que pensar sobre o

afogado, os homens e as mulheres da aldeia colocaram no vazio do corpo dele as suas próprias nostalgias, esquecidas... Termina o conto dizendo que a aldeia nunca mais foi a mesma. Talvez a esse afogado se pudesse aplicar o monumental verso de Vallejo: "Seu cadáver estava cheio de mundo" (ALVES, 2017, 125-129).

Sempre gostei da palavra "escolha", ainda mais quando aprendi a trocar o "s" pelo "x", ficando ex-colha.

Sabendo que o prefixo "*ex*" (MICHAELIS, 2008, 367) "exprime movimento para fora de, saída, intensidade", acredito que depois de cada escolha temos a chance de colocar, de uma vez por todas, aquilo que quisermos deitar "para fora" de nós. Nessa direção, movimentar-se é expressão dos recomeços que exigem ousadia para se perdoar pelas renúncias de cada momento.

Ao renunciar, aprimoro discernimento e lucidez para que eu possa perceber o golpe antes de qualquer mal e que não me torne amarga com as decepções de ter pessoas próximas a mim que desejam dar golpes financeiros e emocionais. Tento me fortalecer para que lentamente, após percepção do oportunismo, tenha forças suficientes para iniciar processo de distanciamento estratégico para não ser mais prejudicada. Ou seja, antes de me distanciar da relação, procuro deixar tudo arrumado para sair da situação de forma digna, com hombridade e sem me prejudicar tanto. Afinal, devo prevalecer na crença que aprendi com Cida Barreto, quando da morte de minha mãe: "Toda dama sabe exatamente quando deve se retirar".

Posso até pagar a conta apresentada, mas dentro do meu prazo e nas minhas condições. Reergo-me, portanto, mesmo ainda em estado de choque, e me recupero de mais uma decepção.

Nesse sentido, acredito que as "puxadas de tapete" são situações que nos permitem ficar mais atentos para as cegueiras que as carências promovem. Assim, podemos ver a tempo os oportunismos e evitar males maiores.

# Saúde *existencial*

5.3. Ser educa*Dor* é aperfeiçoar o *detox* relacional

Talvez o luto tenha a ver com concordar em passar por uma transformação (talvez se deva dizer submeter-se a uma transformação) cujo resultado final não podemos conhecer antecipadamente. Há a perda, como a conhecemos, mas há também seu poder transformador, que não pode ser mapeado ou planejado. Podemos tentar escolhê-lo, mas pode ser que essa experiência de transformação descontinue as possibilidades de escolha (Butler, 2019, 41).

Aprender a se cuidar, além de cuidar dos outros, deve ser reinvenção diária, sendo que o "*detox* relacional" é um passo importante a se adotar para um recomeço de uma pura vida. No livro *Acolher e se afastar: Relações nutritivas ou tóxicas* (2019e, 19-20), mencionei a aprendizagem sobre o que é tóxico: "Acredito que quando aprendo sobre o que me faz mal, aprendo também sobre o que não posso deixar entrar mais em minha existência".

Precisamos limpar tudo o que utilizamos e o que já não nos serve mais. Todas as vezes que desejamos organizar o caos, precisamos, primeiramente, abrir mão do conhecido com a finalidade de abertura a novos espaços. Para isso, é preciso limpar a área, e isso significa renunciar o que não faz mais sentido.

5.3.1. Sobre renúncias

Tenho pensado muito sobre as renúncias de projetos e sobre o afastamento de pessoas que despertavam meu lado mais sombrio, enaltecendo minha vaidade, ganância, competitividade e orgulho.

É preciso dar tempo ao tempo, primeiramente para conhecer a situação, mapeá-la, reconhecer a emoção e, depois, desenvolver estratégias para a atuação. Toda sensação merece reconhecimento. E, como Khalil Gibran (2020, 136) menciona: "Quando chegar ao fim do que deveria saber, você estará no começo do que deveria sentir". Em outras palavras, que possamos saber e conhecer primeiro nossas emoções para que, depois, possamos apenas senti-las, respeitando-as.

De autor desconhecido, a frase "conhecimento é aprender algo todos os dias e a sabedoria é abandonar algo todos os dias" ensina sobre a necessidade de deixar ir. Então, é preciso "deixar ir" o que não foi bom e renunciar ao que não serve mais. Assim, poderá ser ressignificado o sofrimento causado pela crença de que não será impossível "deixar ir" o conhecido, com o intuito de identificar a toxicidade que ainda habita em nós. Como dito, tememos "deixar ir", pois temos receio de abrir mão do conhecido ou por ter nos acostumado com a zona de conforto disfuncional.

Quando renuncio uma situação, adoto um ritual para acompanhar a renúncia:

1. olho ao redor e percebo meu incômodo;
2. legitimo meus sentimentos, respeito "o barulho" dentro de mim e redireciono minha atenção para mim, para minhas atitudes e minha respiração;
3. acalmo minha inquietude em relação à situação difícil e torno minha mente um pouco mais serena, tentando descansar meus pensamentos, dizendo para mim: "Karina, agora é hora de serenar a mente para que seu coração possa voltar a pulsar";
4. inicio reflexão sobre estratégias para meu afastamento;
5. escolho limpar concretamente lugares, por exemplo gavetas, armários, papeladas acumuladas, caixa de *e-mail*, fotos no celular. Durante a limpeza, digo várias vezes para mim mesma: "Não sou o lixo. É o lixo que deverá sair de mim".

Saúde existencial

6. Além disso, "converso" comigo e me fortaleço na direção tomada pela renúncia, dizendo:

> Deixe ir para que novas e boas experiências também possam vir...
>
> Deixe ir o que atrapalha...
>
> Deixe ir o que já não é mais útil...
>
> Deixe ir o que te machuca...
>
> Deixe ir o que te faz permanecer na escuridão.
>
> Mude e siga em frente.
>
> Encontre sua luz e não olhando mais para trás.
>
> Deixe ir, movimentando-se e se perdoando por ter de abrir mão daquilo que não te serve mais.
>
> Aqui jaz o desrespeito, a falta de posicionamentos e de transparência.
>
> Aqui jaz tudo aquilo que me faz mal.
>
> Aqui morrem todas as relações tóxicas...
>
> As relações que não me reconhecem...
>
> As relações que me fazem mal...
>
> Aqui morrem todas as pessoas dentro de mim que me magoaram, que me feriram e que me fizeram sentir menor do que eu na verdade sou e que me fazem duvidar de quem eu sou.
>
> Aqui sobrevive, vive e renasce a lealdade, a amizade, o amor e capacidade de estar junto.
>
> Aqui nasce a gratidão por ter pessoas ao redor que seguem comigo meu caminho de luz e de transparência e de ressignificação de quem eu sou.

Atualmente, sinto que depois de me dar razão em algumas das renúncias, estou na outra margem. *Tenho certeza dos lugares aos quais nunca mais quero voltar.* Renunciei, portanto, à precariedade, mediocridade e escassez que não podem mais fazer parte de mim. Mesmo sendo "muito difícil transformar ódio, rancor, mágoa e raiva em energia para mudar aquilo que estava anacrônico" (Fukumitsu, 2019, 101), percebo mudança substancial em meu comportamento desde 2014 até este momento. Não me demoro tanto tempo nos incômodos, nem me obrigo a "engolir o sapo" e não me deixo mais "nas mãos" de muita gente, como a seguir exposto no livro *A vida não é do jeito que a gente quer*:

> Sempre fui uma pessoa de assumir muitas coisas e não queria que ninguém ficasse encarregado de fechá-las quando estivesse morta. Sendo assim, ainda em virtude de ter projetos em parceria, precisei "engolir o sapo" de me deixar concretamente "nas mãos" de muita gente (Fukumitsu, 2019, 100).

O sofrimento é travessia que precisa ser reconhecida para legitimar as ofensas. Somos quem somos, porque vivemos o luto da única forma que podemos viver no aqui agora. Em contrapartida, descobrir o nutritivo e o que nos faz bem consiste em oferecer um colo que acolha sempre que houver enfrentamento de obstáculos. A necessidade de nos dar colo é oportunidade para deixar ir com o que nos acostumamos e estimular as escolhas.

Ainda nesse mesmo livro (Fukumitsu, 2019, 63) categorizei três formas de se relacionar, utilizando o acrônimo da minha doença ADEM.

> [...] dentre as várias facetas que a ADEM foi tomando, que o Amor foi a única palavra que se manteve em diversas significações. [...] Sendo assim, meu "mantra" diário se tornou:

Saúde *existencial*

Amor. Desenvolvido. Elegantemente. Mantido.
(ADEM de Luz)
Devo me aproximar e cultivar a relação elegante.

Amor. Desrespeitado. Envenenado. Morto.
(ADEM Sombrio)
Devo manter distância e me proteger.

Amor. Desenvolvendo. Em. Molho.
Devo esperar que o tempo me ajude
a amadurecer minha percepção.

Caroline Myss, no *podcast* Oprah's SuperSoul, *Myths and Truths About Healing*[3], ensina como lidar com vulnerabilidades, dizendo "nunca acredite na mente para se curar. O instrumento para a cura é sua alma".

Em situações de conflitos interpessoais, ela sugere que possamos eleger uma situação que traga a lembrança de um sentimento em relação a alguém a quem nunca perdoaríamos.

Conduz uma experiência dirigida, solicitando que imaginemos que essa pessoa que nos feriu se aproxima, dizendo: "Sinto muito por ter machucado você, mas você sabe que eu nunca quis te ferir e você pode simplesmente continuar sua vida".

Caroline Myss explica que esse tipo de fala vai diretamente contra sua alma, acentuando um sentimento tóxico e que nos faz perguntar: "Como essa pessoa não quis fazer isso comigo? Como é que essa fala dela não elimina minha mágoa? Por quê?"

---

[3] Disponível em: <https://open.spotify.com/episode/5MqIcyMSZ0PoQQZPyb-0WmH?si=caVtdy4JQHy1esN7QjoHfQ>. Acesso em: 28 abr. 2022.

EducaDores

A autora sugere uma segunda experiência dirigida na qual a pessoa a quem temos dificuldades em perdoar fala para nós da seguinte forma:

> Eu preciso falar com você. Eu sabia conscientemente o que estava fazendo. Ouvi minha consciência para não fazer isso e eu não a escutei. Sei que minha ação redirecionou o curso de sua vida. Foi consciente. Eu sabia o quanto isso te machucaria, mas nada não me impediu. Esta não é uma desculpa. Confesso, conectando minha alma com você, e estou pedindo seu perdão.

E, Caroline Myss finaliza o *podcast* dizendo: "Isso é o que significa cura".

Penso que, muitas vezes, esperamos e nos obrigamos a perdoar àquele que nos fez mal, mas a "cura" pelo perdão vem quando aprendemos a nos dar o direito de saber e confirmar que o outro nos feriu e que, apesar de todo sofrimento advindo pela chaga aberta por esse ferimento, suportamos em nossa alma aquilo que acreditamos ser impossível de se perdoar. Somente autorizamos o perdão daquilo que podemos suportar.

Um mimo-lembrete para você:

Você não tem de se acostumar
com o que não te faz bem.
A escolha será sempre sua, portanto,
ou você foge, ou paralisa, ou enfrenta
e se dá chances para seu processo
de mudança iniciar.

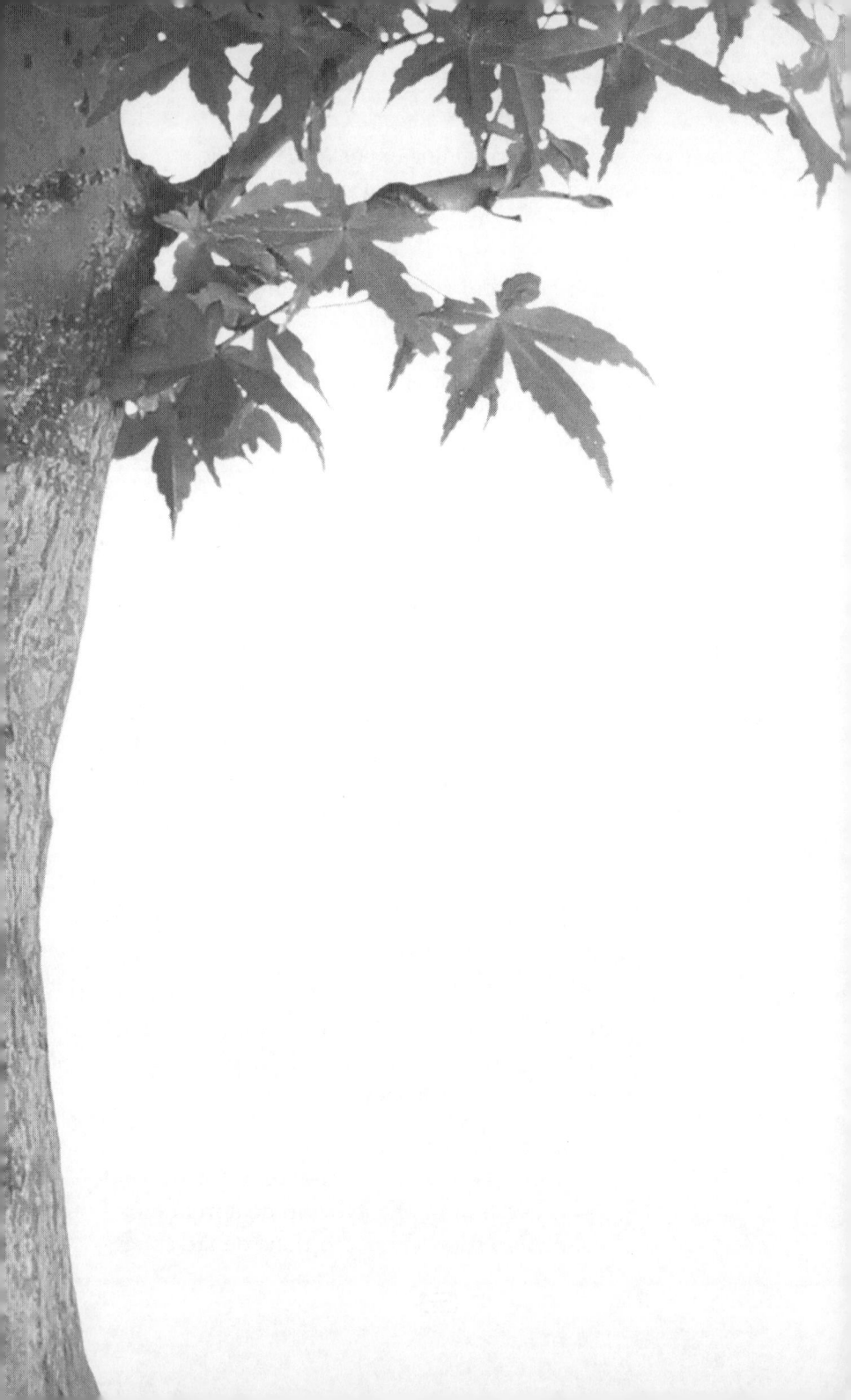

Capítulo 6

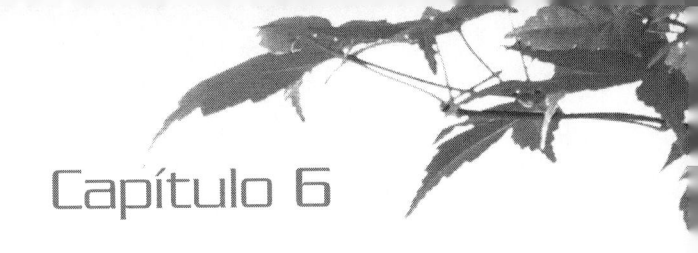

"Tudo o que é seu será devolvido", por isso é preciso descansar até a tempestade passar

Se o sofrimento é inerente ao ser humano e é o que provoca crises suicidas, o foco principal será a maneira como acolhemos tal sofrimento. Alguns o enfrentam, outros fogem dele, mas o grande fator agravante do sofrimento acontece quando o evitamos, e, quanto mais o evitamos, maior é o grau de perturbação (Fukumitsu, 2019, 112).

Em alguns momentos, a vida nos prega situações nas quais sentimos como se "estivéssemos trocando o pneu enquanto o carro está andando", analogia aprendida com minha amiga Ana Catarina Tavares Loureiro.

Quando fui acometida pelo adoecimento autoimune da inflamação cerebral, tive o grande privilégio de aprender sobre minha dor, bem como sobre o quanto tinha de me apoderar das escolhas em minha vida. Mas não esperei melhorar para aprender. Aconteceu tudo junto e assim acontece muitas vezes: tudo junto...

Adoeci pela inflamação cerebral, pela desarmonia relacional que vivia com pessoas oportunistas que se aproximaram de mim para me utilizar como degrau para seus objetivos. Adoeci, porque me dei conta de que, às vezes, me relacionava em via de mão única e que me doava mais do que recebia. Adoeci, porque me senti traída, usada, humilhada, caluniada e difamada por algumas pessoas que mal me conheciam, mas que evidenciavam suas perspectivas invejosas ao meu respeito. Adoeci quando identifiquei que todo meu esforço autoral fora plagiado descaradamente e sem reconhecimento. Adoeci por esperar que alguém me defendesse das invasões, perseguições e desrespeitos.

Foram diversos os momentos que acordei com minhas mãos ardendo, meus dedos inchados e muito incerta se conseguiria ir além do meu adoecimento e da sensação que minha imaginação e antecipação catastrófica me obrigavam a viver. No entanto, certa de que eu cuidaria das novas e velhas feridas perseverei e aprendi que, quando ainda estamos em carne viva, a capacidade de enfrentamento é questionada. Enfrentar significa "estar em frente; defrontar. Encarar. Competir com, em disputa esportiva" (MICHAELIS, 2008, 329).

Senti-me impelida, no meio do caos, a olhar para minha dor; este foi o primeiro passo para meu resgate existencial. Olhei para minha ferida e para os escombros.

Fui resgatando cada fragmento meu, cada destroço, um por um...

Demorou exatamente nove anos para me dar conta de que tudo o que era meu foi devolvido. Poderia ter ficado apenas no lado da vítima acomodada, esperando que a salvação viesse de fora, mas essa não foi minha escolha. Tomei as rédeas de minha mudança, direcionei meu foco e mantive plena atenção em mi-

"Tudo o que é seu será devolvido"

nha restauração existencial, ou seja, tive de aprender, de forma visceral, a fortalecer minhas ações para resgatar minha vida e meu viver em plenitude.

Aprendi que a ausência de pertencimento poderá envelhecer com a gente ou poderá ser revertida, transformando a função autodestrutiva em ação construtiva. Nesse sentido, quando há acolhimento da nossa parte e recebemos acolhimento de outras pessoas, não morreremos sem ter percorrido o território do pertencimento.

Em outras palavras, todo ser humano precisa se sentir visto e respeitado. Ser visto é descanso que permite a crença de que "tudo o que é seu será devolvido".

Certo dia, minha amada amiga Fátima Martucelli devolveu minha caneta que comprei para a noite de autógrafos do meu livro *A vida não é do jeito que a gente quer* – que eu havia esquecido em uma das reuniões com a diretoria do Instituto *Sedes Sapientiae*, no qual fui coordenadora do Departamento de *Gestalt*-terapia – dizendo: "Viu? Perceba que tudo o que é seu voltará para você".

6.1. Entre ruídos e barulhos: é preciso escolher e renunciar

Como dito no capítulo 3, normalmente quando o ser humano se identifica com as emoções, age de forma impulsiva. Por esse motivo, as escolhas e renúncias são os resultados do redimensionamento de nossas emoções e nos auxiliam na cautela e prudência para com as direções adotadas. Nesse sentido, o maior cuidado que podemos ter para conosco é o de não nos identificarmos com as emoções com o intuito de garantir serenidade o suficiente para viabilizar caminhos mais "justos" e compatíveis com o que merecemos em nossa colheita. Dessa maneira, utilizemos as emoções a nosso favor.

Saúde *existencial*

Escolher e renunciar são duas ações dificílimas, mas possíveis. Acredito que, quando nos apoderamos das escolhas, também temos a chance de direcionar nossa energia para a "batalha" que enfrentaremos. Assim, o gasto de energia tende a ser menor. Precisamos escolher quais "barulhos" queremos ouvir. Portanto, entre ruídos e estrondos, devemos recalcular as rotas para que ouçamos sons agradáveis e não barulhos insuportáveis.

Segundo o *Dicionário Online de português*[1], escolha significa:

> Ato ou efeito de escolher, de selecionar entre uma coisa e outra; seleção, *preferência*, opção [...].

Dar preferência é se escolher e se acolher. Mas como escolher se temos receio de escolher errado? Pergunto: "O que é certo?" Respondo, como afirmado no livro *Muitas razões para viver* (2021, 36), "muitas vezes a indecisão causa incômodo quando exigimos tomar a decisão certeira. O que é certo? Certo é o que faz nosso coração pulsar".

Aquilo que se torna significativo é o que faz seu coração pulsar, portanto pare de querer escolher certo, buscar perfeição em suas ações e como brilhantemente Rubem Alves (2016, 95-97) ensina:

> Pense na vida como uma imensa roleta. Há probabilidades infinitas à nossa espera. Coisas boas, coisas más. De vez em quando acontece uma coisa boa. De vez em quando acontece uma coisa ruim. Quem é responsável? Ninguém. A roleta é cega. Não foi "Alguém" invisível que fez com que a coisa ruim ou coisa boa acontecesse. Foi um puro acidente – sem razões, sem explicações. Viver é jogar essa roleta, sem fim.

---

1   Disponível em: <https://www.dicio.com.br/escolha/>. Acesso em: 28 abr. 2022.

"Tudo o que é seu será devolvido"

Nesse sentido, escolher não diz respeito ao resultado, mas sim ao caminho e ao caminhar.

Nada na vida pode ser programado e, por isso, devemos aprender a lidar com os imprevistos diários sem nos perdermos neles. Lembremos que "escolha" é diferente de "bom resultado", portanto não existem más escolhas. Existem tentativas que não deram o resultado que esperávamos. Em outras palavras, colheitas que não foram fartas. Escolha é algo que diz respeito a nós seres humanos e toca nossa liberdade existencial. Sendo assim, as colheitas são frutos de nossas escolhas e as "ex-colheitas", frutos de nossas renúncias.

6.2. Quando aprendi a me acolher, pude me escolher

É preciso escolher os sonhos que aquecem mais a alma (DESTOUCHES apud SANTINI, 2019, 41).

No primeiro aniversário, logo após minha recuperação da inflamação cerebral, pedi a Deus que eu pudesse ter forças para realizar boas colheitas:

> Hoje, dia 25 de janeiro de 2015, comemoro 44 anos de existência e celebro minha vida, depois de 4 meses de um verdadeiro tormento, após ser acometida pela inflamação cerebral ADEM.
>
> Perdi todos os movimentos e minhas forças motora, espiritual e emocional, mas as recuperei. Recuperei quem sou e resgatei as relações com pessoas que sinto que me respeitam e que desejam meu bem. É exatamente o que importa: viver a vida com pessoas que amo e por quem sou amada.
>
> Há 36 anos não fazia festas de aniversário, mas, dessa vez, fiz questão de celebrar minha vida! Enfrentei um verda-

Saúde *existencial*

deiro "tsunâmi existencial", que me ensinou sobre força e resiliência. Inspirada em minha obatchan[2], Dona Yone, a líder da "máfia" Okajima, em muitos momentos de minha recuperação falava para mim mesma: "Se minha obatchan, apesar de todas as dificuldades que a vida lhe apresentou, consegue se levantar com seus 94 anos, posso também me levantar com meus 44 anos".

Orgulho-me por ter reaprendido a me levantar, apesar do desejo de algumas pessoas para que eu caísse. Se os indivíduos do mal desejaram que meu brilho fosse apagado, emanei energias para que essas mesmas pessoas encontrassem seus próprios brilhos e deixassem de perseguir o meu. Nesse sentido, fiz de tudo para iluminar ainda mais meu caminho, a fim de que eu possa continuar na luta da vida bem vivida e com muitos momentos acarajés[3].

Sinto-me, hoje, abençoada e afortunada não pela riqueza material (que não tenho), mas sim pela capacidade de amar e de ser amada. Assim sou eu: Karina Okajima Fukumitsu.

---

[2] "Avó", em japonês. (N. do E.)

[3] A expressão "momento acarajé" foi criada por mim como forma de equilíbrio para os momentos de falta de fé e falta de sentido. Criei essa expressão para designar momentos em que nos sentimos vivos e que podem acontecer quando suspiramos; quando sinto que faço sentido, quando sinto que a vida tem mais cores, para além do bege e do cinza. Experimentar o "momento acarajé" significa sentir o sabor da diferença e do ser diferente. Momento acarajé ocorre quando eu não me sinto mais uma, mas me sinto uma e única. Quando sinto o pulsar em minha vida e no meu coração e resgato a esperança do verbo esperançar. Quando ouço uma música que acalanta meu coração e quando sinto a serenidade existencial me invadindo.

Quando eu consigo dizer para mim: está tudo bem no reino do perdido. Quando me sinto potente e não me preocupo com minha reputação; quando me assumo, aproprio-me e banco minha solidão. Quando eu acolho meu sentimento de tristeza e raiva e que nada catastrófico acontecerá para me punir. Quando me autorrespeito e me valido por quem sou e não somente pelo que tenho. Quando eu me sinto viva dentro de mim (Fukumitsu, 2016/2019, 265-266).

"Tudo o que é seu será devolvido"

Peço ao "papai do céu" que eu conquiste cada vez mais lugares de serenidade existencial.

Desejo que venham perto de mim pessoas que me ajudem a fazer a humanidade mais feliz e com mais tolerância existencial!

Peço também que eu tenha coragem para enfrentar "meus monstros" reais e fantasiosos. Que eu seja instrumento para utilizar do bom humor, inteligência, carisma, e que tenha forças para oferecer "energia sorridente" a fim de tornar o mundo menos ganancioso, competitivo e assustador!

Agradeço todas as mensagens de felicitações do meu aniversário!!! Fico muito feliz por receber carinho neste dia!!!

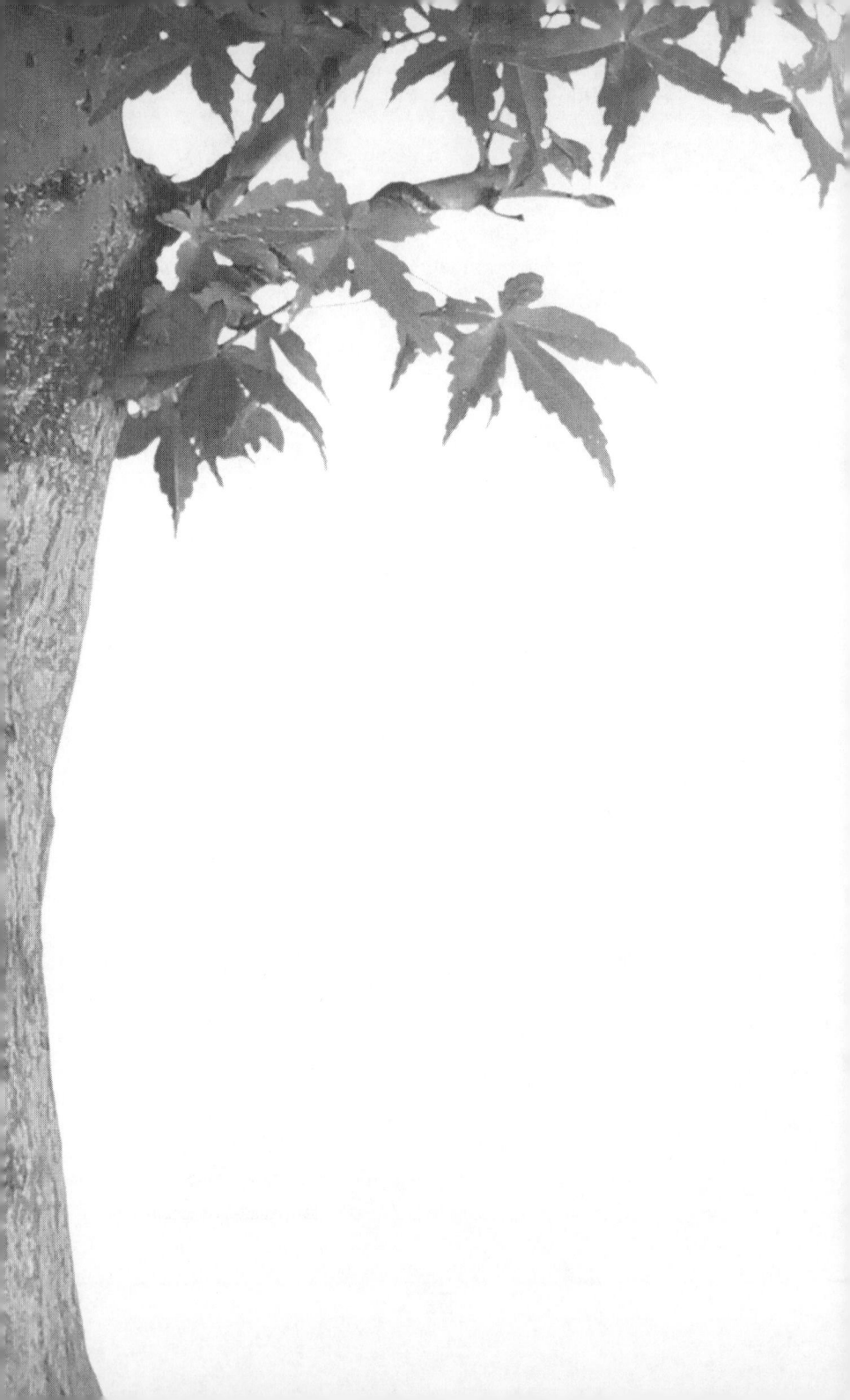

Capítulo 7

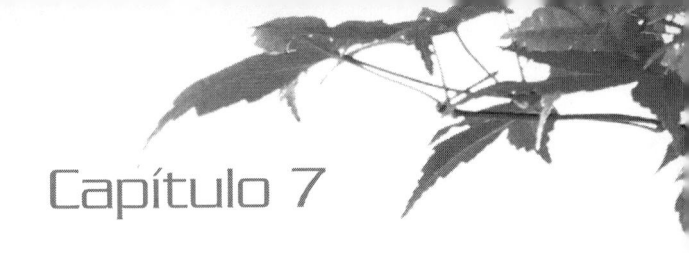

Reinvente-se e recomece

Reinventa-se diariamente, recria-se, duvida-se para ter a convicção de seus valores e de sua ética. Defende sua autoria, cuida de sua dor e torna sua história mais digna de ser vivida; faz de seus fragmentos os melhores recursos para transformar sua dor em amor, desconhecido em conhecimento. Ressignifica seu processo de morrência e acredita que deve enfrentar cada obstáculo, utilizando-se do processo de extrair flor de pedra (FUKUMITSU, 2019, 149).

"Embora ninguém possa voltar atrás e fazer um novo começo, qualquer um pode começar agora e fazer um novo fim" (autor desconhecido). Essa frase é um convite para se fazer um novo fim, o que significa que é possível recomeçar uma pura vida. Dessa forma, recomeçar significa perceber as situações com prismas diferentes e, assim, descobrir novos olhares que nos fazem reaproximar do nosso ser criança em corpo de adulto.

Como disse anteriormente, o acolhimento da minha alma aconteceu a partir da nova proposta de caminhar de formas diferentes. Para ressignificar uma história é preciso aprender a acolher a alma. Dessa forma, cura se reverte em cuidados para resgatar a força vital.

Saúde *existencial*

* * *

Muitas vezes me questionei sobre o fato de experimentar "tsunâmis existenciais". Atualmente, digo com toda a certeza do mundo que nada do que nos acontece é em vão. Assim, assumo que felicidade acontece quando respeitamos os dissabores da vida e filtramos o que permanecerá em nossa existência.

Uma pergunta que não quer calar: "Você muda quando as coisas estão bem?"

Normalmente não. Mudamos quando enfrentamos o processo de luto, pois é na dor que somos convocados a mudar. A dor vem vestida de diversas formas: adoecimentos, mortes, frustrações, desafios que julgamos não conseguir ultrapassar, decepções e traições. Em contrapartida, há sabedoria em todas as situações inóspitas, que é o lembrete para nos cuidarmos.

Tudo o que provoca sofrimento se torna convite para modificação de quem somos, atualização das nossas crenças e revisão do que temos feito.

> Na vida, somos impactados por vários fragmentos e, se não houver ressignificação do pedaço existencial que se quebrou, a pessoa pode entrar no processo de morrência, cujo caminho se torna uma intensa e árdua peregrinação em busca de quem é, do que faz, do sentido da vida e da sua missão [...]. O que um dia foi importante deixou de ser. Tenho a impressão de que, em virtude de tantos fragmentos, a pessoa se afasta do que lhe é mais próprio, significativo e essencial. A pessoa se "despedaça" e se perde de si e, por isso, afasta-se de quem é realmente. A vida se torna sem graça, sem brilho, sem cor ou monocromática. O "pedaço" que um dia fizera com que o brilho dos olhos refletisse sua alma não transparece mais. O viver se torna sem sabor. Sendo assim, a vida se torna insossa e nada mais apetece (Fukumitsu, 2019, 151-152).

Sendo assim, por que as pessoas não conseguem se libertar do mal tão facilmente? Porque olham ainda mais para as necessidades dos outros do que para as próprias.

Conheço muitas pessoas que têm dó dos outros, mas não tem dó de si mesmas. Para essas pessoas, ensino sobre autocompaixão; além disso, auxilio na compreensão sobre o desvio de energia contra si, que se torna disfuncional.

7.1. Os sinais do recomeço de uma pura vida

É preciso estar atento aos sinais de recomeços de uma pura vida...

Em uma das minhas viagens familiares para Foz do Iguaçu, percebi que, pela primeira vez em uma viagem, não havia levado nenhum tombo, nem me machuquei, tampouco adoeci.

Fui me dando conta de que o adoecimento e os machucados tinham relação com a não autorização de descansar.

Talvez fosse por isso que levava tantos tombos, pois, ao cair, encontraria uma possibilidade de sentar, descansar e de dar um tempo para tomar fôlego. Descobri que a criatividade aparece em momentos de descanso, portanto todo processo de mudança acontece apenas com programações. Nesse sentido, para mudar teremos de estabelecer prioridades e hierarquizar as condutas sustentáveis para que haja uma transformação.

Acredito que precisamos desenvolver estratégias para assegurar proteção, carinho e amor, e esse percurso de conquistas e de desenvolvimento de saúde existencial requer tempo e arte.

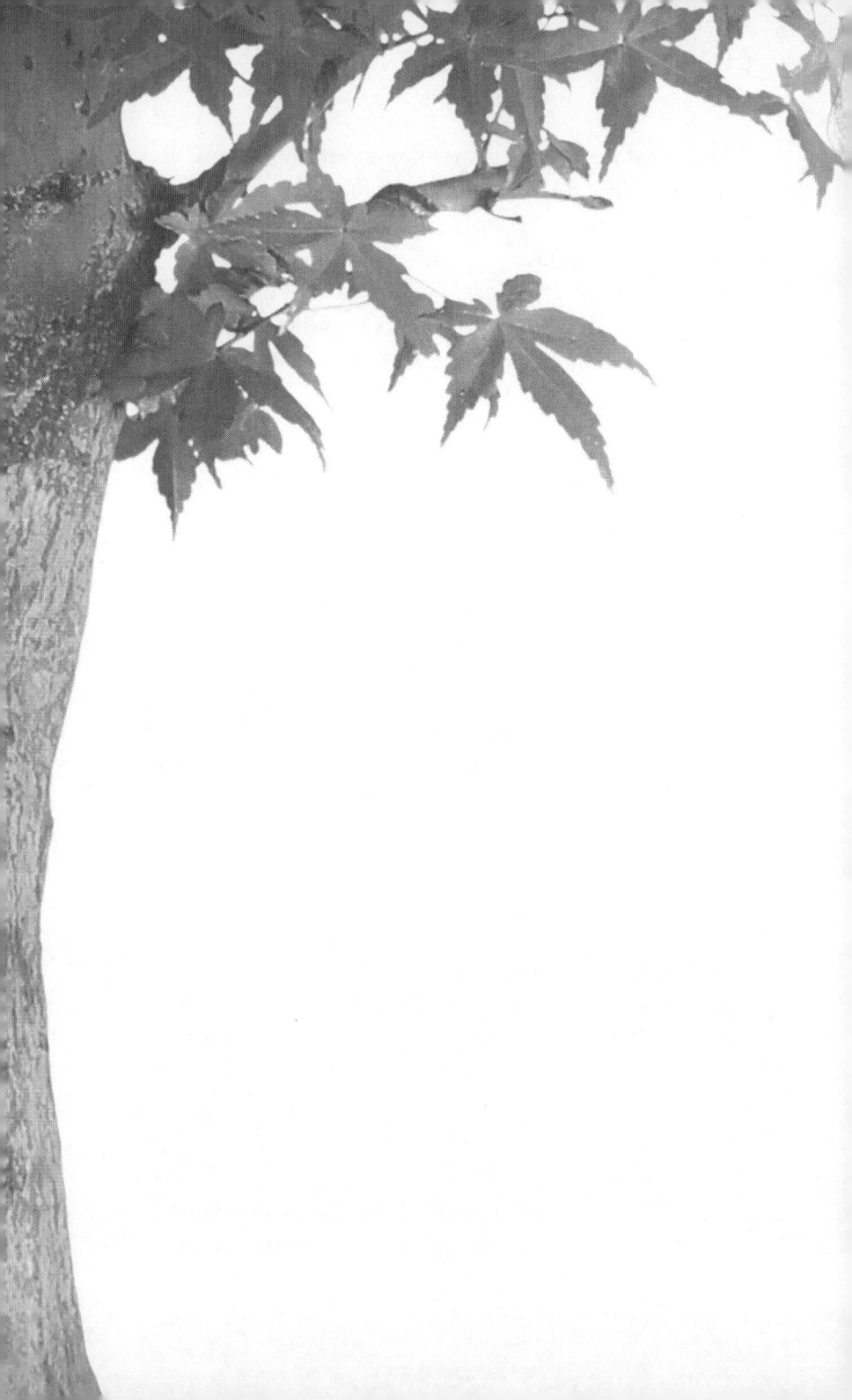

Capítulo 8

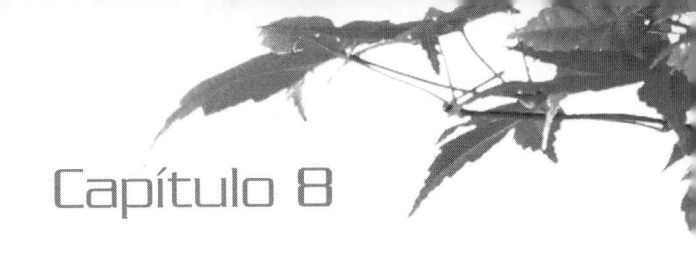

A vida é arte que leva tempo

Ser elegante é continuar a ter forças para sobrepujar o medo e, apesar desse medo, continuar. Tudo é inerente ao ser humano, inclusive o sofrimento. Como super-heróis, queremos somente conquistas e vitórias, mas devemos compreender que a vida é um entrelaçamento de dor, amor, sofrimento, cuidado, ternura, beleza e feiura (Fukumitsu, 2019, 20).

"A vida é arte que leva tempo" (Fukumitsu, 2019, 257) é uma frase que criei no livro *A vida não é do jeito que a gente quer*: nela integrei os termos "arte" e "tempo" por acreditar que, associados, solidificam os processos de mudanças e de transformações existenciais.

São a arte e o tempo que sustentam o recomeçar, apesar dos tombos diários e descansos necessários. E, como Nietzsche (2001, 132-133) afirma:

> Ocasionalmente precisamos descansar de nós mesmos, olhando-nos de cima e de longe e, de uma artística dis-

Saúde *existencial*

tância, rindo de nós ou chorando por nós; [...]. Como poderíamos então nos privar da arte, assim como do tolo? – E, enquanto vocês tiverem alguma vergonha de si mesmos, não serão ainda um de nós!

Apropriando-me mais de meu lugar na trajetória, confesso que durante os tsunâmis existenciais, eu acreditava piamente que nada melhoraria, que ficaria no lugar de abuso para sempre e que nunca recuperaria as esperanças de que um dia falaria que o sofrimento passou e que valeu a pena me dar chances.

"Maturidade é ter a capacidade de viver em paz com o que não se pode mudar" (autor desconhecido). Essa frase ensina que temos de deixar de nos lamentar, "arregaçar as mangas" e continuar a fazer arte (e até malabarismos) para tocar em frente.

Continuar o caminho, resgatando o prumo e seguindo o rumo. Continuar e não olhar mais para trás.

Continuar para não perder a fé...

Continuar para não deixar que os medos invadam e invalidem a crença de que tudo passa e que o "acolhimento é o que sedimenta o solo que foi fragmentado pela dor" (Fukumitsu, 2019c, 17).

De nada adiantará acolher os outros se não nos autorizarmos ao nosso próprio acolhimento nem acreditarmos nele. Dessa forma, é importante assumir que o princípio de uma jornada de ser educa*Dor* é o enfrentamento da própria dor, sem esperar reconhecimento nem engajamento alheio, como afirmação de autor desconhecido, enviada por Cecilia Portella Graciano Mello Graciano: "seja como o sol: que não espera lucros, nem elogios, nem fama... simplesmente brilha!"

Peregrinar pela saúde existencial inclui a vontade de ter uma vida com mais dignidade física, psíquica e espiritual, sendo fundamental o cultivo do desejo de tornar a existência mais significativa.

A vida é arte que leva tempo

A vida dirige nosso olhar para o que precisamos ver. Tudo o que aprendemos sobre nós e sobre nossas emoções é a chance para nos transformarmos em pessoas melhores e, assim, aprendermos sobre gratidão pelo que temos e por quem somos. Desse modo, ocupamos o "justo" lugar de cada existência que se encontra em transformação.

Transformar-se equivale a ir no contrafluxo do que nos acostumamos.

> [...] prepare seu espírito antes de iniciar sua própria cura. Recolha-se, desacelere, como se estivesse se preparando para realizar uma operação secreta: a da sua transformação.
>
> Este é um tema novo para mim. A vida inteira, minha tendência foi correr a 200 por hora. Meu lema? "Rápida e eficiente." Concentrada na administração da minha empresa, cega para os meus problemas conjugais, sempre apressada, estressada, eu estava indo direto contra o muro. A vida às vezes tem um humor singular: de tanto me ver correr a toda velocidade, ela literalmente me jogou no buraco (SANTINI, 2019, 61).

O que é mais belo em toda a existência humana é o caminho de apropriação das diferenças e a confirmação de que apenas cada pessoa é capaz de se autossustentar nos sonhos que nos fortalecem, pois são horizontes para sentidos de vida.

Em busca de sentidos de vida, ampliamos as maneiras de lidar com as adversidades e aprendemos diariamente sobre o autocuidado, os cuidados para com os outros e sobre a permissão de sermos cuidados. No entanto, é muito comum nos habituarmos a não olhar para nós mesmos, ou seja, quando nos acostumamos a estar na zona de conforto, descuidamo-nos e perdemos a chance de mudarmos, e o processo de boicotar a saúde existencial é o que denomino de *negligência existencial*.

Saúde *existencial*

8.1. Negligência existencial e ética pessoal

Recomeçar traz como consequência a decisão de que não se é possível fechar os olhos para as mudanças, para a conquista do bem-estar e do desenvolvimento da ética pessoal.

Um vídeo[1] sobre "O que é a ética?", em que o professor Mario Sergio Cortella conversa com o apresentador Jô Soares, explica o significado de ética:

> Ética é um conjunto de valores e princípios que você e eu usamos para decidir as três grandes questões da vida: quero, devo, posso.
>
> Tem coisa que eu quero, mas não devo. Tem coisa que eu devo, mas não posso. Tem coisa que eu posso, mas não quero. Quando você tem paz de espírito? Quando aquilo que você quer, é o que você pode e é o que você deve.

Este "segredo" da nossa paz de espírito ensinado por Cortella me faz pensar em conciliar o querer, o poder e o dever com a palavra "eu": o que *eu quero*, o que *eu posso* e o que *eu devo*.

Precisamos aprender de uma vez por todas que o mais importante é a crença de que se é possível "bancar" o que se quer, respeitar o que se pode e dimensionar o que se deve, dizendo para nós mesmos: "Ninguém tem o direito de me criticar por eu querer, poder e dever ser diferente".

> Já dizia o monge zen Ikkyu (1394-1481): "A boca que hoje elogia, amanhã difama. Rir ou chorar, este é um mundo de mentiras". E ainda: "A crítica e o louvor são leves como a poeira".

---

1 Disponível em: <https://youtu.be/2gVCs2fllLo>. Acesso em: 29 abr. 2022.

A vida é arte que leva tempo

Saigô Takamori (1827-1977) afirmou: "Não se preocupe com vaias e aplausos. Ambos pesam como o pó e desaparecem com um sopro" (KIMURA, 2014, 77).

Em concordância com Takamori, é importante não se comparar às demais pessoas e respeitar as próprias possibilidades, potência e autoria.

Não por acaso, enquanto escrevia este capítulo, uma pessoa publicou uma afirmação que mencionei em um dos meus cursos, atribuindo a mim a autoria da frase. Escrevi que a frase não era minha. Ao pedir que retirasse a autoria atribuída a mim, a pessoa respondeu: "É uma frase genérica que você falou no curso, você acha que pode ter problema? Desculpe, mas acho que não teria problema nenhum [...]".

Ao que respondi: "Como escritora, particularmente fico muito ressentida quando usam meus escritos sem me reconhecer. Não posso fazer com os autores o que não gosto que façam comigo. Isso diz respeito à ética pessoal".

Pensei cá com meus botões que, se todos pensassem como essa pessoa, a autoria, dignidade e preservação autoral estariam perdidas, mas não quis gastar energia com esse assunto. Porém, dias depois desse episódio, identifiquei um vídeo utilizando minha marca "se tem vida, tem jeito", sem me referenciar. A pessoa fora minha aluna em uma das instituições que leciono. Assisti ao vídeo todo e em nenhum momento havia menção sobre minha autoria, tanto da frase quanto da ideia. Dessa vez, a fúria e indignação me tomaram e não pude mais conter meu incômodo. Novamente, estava sendo vítima do não reconhecimento de minhas ideias e autoria e as emoções vieram à tona. Depois de serenar meu coração e montar uma estratégia, inclusive acionando minha advogada, solicitei o contato dessa ex-aluna e escrevi para ela, solicitando que referenciasse minha autoria ao utilizá-la. Felizmente, o vídeo foi retirado e me senti respeitada.

Saúde *existencial*

O que a autoria e a reapropriação do que julgo ser meu têm a ver com negligência? *Tudo*.

Negligência significa "descuido, desleixo. Desatenção, displicência". Já o oposto da negligência é "aplicação, cuidado" (MICHAELIS, 2008, 603).

Para podermos voltar a andar com equilíbrio não devemos negligenciar o que é importante para nós.

Seremos habitantes e proprietários de nossas moradas existenciais, desde que retornemos ao berço de quem somos para apenas SER. Nessa direção, o segredo é conciliar a vontade de limpar a alma para recomeçar uma pura vida e o sentimento de indignação para não autorizar situações abusivas.

O equilíbrio frente a tantos obstáculos é verdadeira conquista e só poderemos resgatá-lo caso recuperemos, a cada dia, as forças emocionais, espirituais e físicas, considerando que "é na dor e no prazer que me reconheço" (FUKUMITSU, 2019b, 84). A música *Change* de Tracy Chapman[2] expressa o caminho reflexivo da mudança:

> Se você soubesse que morreria hoje e visse a face de Deus e do amor, você mudaria? Você mudaria?
>
> Se você soubesse que o amor pode partir seu coração. E que, quando está no fundo do poço, não dá pra cair mais, você mudaria? Você mudaria?
>
> A que ponto é preciso chegar? Quantas perdas, quantos arrependimentos? Que reação em cadeia causaria um efeito? Faria você se virar? Faria você tentar se explicar?
>
> Faria você perdoar e esquecer? Faria você mudar? Faria você mudar? [tradução nossa].

---

[2] CHAPMAN, T., New Beginning. In: Tracy Chapman. *New Beginning*. Elektra Records, 1995. CD. Faixa 2.

A vida é arte que leva tempo

Ressalto que nenhuma mudança acontece "fora de nós". *A mudança começa dentro de cada um, considerando a ética pessoal.* E qual seriam as dicas para essa travessia?

Para sobreviver aos trancos da vida devemos encontrar maneiras que podem nos dar suporte emocional.

Para relembrar que somos potentes e de nosso conhecimento, precisamos nos abrir para o desconhecido e para as descobertas.

Para nos resgatar, para sorrir novamente e para sentir serenidade, será preciso:

- afirmar-nos na ética pessoal e defender nossa autoria;
- proteger nossa dignidade e não duvidar de que temos princípios alicerçados à custa de muito esforço, dor e questionamentos;
- respeitarmos as inseguranças e limitações;
- darmos preferência para a cautela, em momentos de incertezas.

É preciso entender que nem sempre necessitamos das estratégias utilizadas para sobreviver e, como a frase de Michel Audiard (*apud* SANTINI, 2019, 10) ensina: "Bem-aventurados os de espírito quebrado, pois através deles passa a luz". Por outro lado, há de se refletir também que algumas estratégias se tornam obsoletas, portanto faz-se importante adotar uma direção diferente para "garimpar" nossos olhares e ações.

8.2. **Como saber que está no caminho certo? Reinventar-se apesar de...**

Como disse anteriormente, tive uma infância e adolescência que não permitiram que eu utilizasse meu tempo para descansar e muito menos para me divertir. Nessa direção, caí na mediocridade de me adequar ao que acreditei agradar os outros, até o momento que tomei a decisão de me dar algumas chances para me reinventar.

A reinvenção de si possibilita a travessia do caminho de volta para a morada existencial. Nessa direção, tenho trabalhado com a reinvenção existencial, que julgo ser um aspecto crucial para lidar com processos autodestrutivos e o desenvolvimento de uma saúde existencial.

Muitas vezes, a grande dificuldade é a de deixar ir e se desapegar do conhecido, mesmo que ele seja disfuncional. Na maioria das vezes, apegamo-nos à situação ou às pessoas e não nos permitimos deixar ir o que está obsoleto e o que ocupa espaço em nossas vidas, fazendo que desperdicemos energia para a reinvenção. Como o ensinamento de Sócrates preconiza, "o segredo da mudança é concentrar toda a sua energia não na luta contra o velho, mas na construção do novo"[3]. A consequência de não nos autorizarmos a enlutar será o impedimento para a renovação.

Como postado em uma rede social de Adriana Cavalcante, "você sabe que está no caminho certo quando perde o interesse de olhar pra trás". Dessa maneira, encontrar maneiras de partilhar vivências, aproveitar as convivências e saborear o que se recebe a cada momento da vida é uma forma de tornar o passado menos importante e transformar o tempo presente em bons motivos para permanecer vivo, para conquistar saúde existencial.

Em um livro interessante intitulado *Escute as feras*, a antropóloga Nastassja Martin (1986, 8) descreve sua luta pela sobrevivência quando foi atacada por um urso:

> Por um momento me pergunto se o urso vai voltar para dar cabo de mim, ou para que eu dê cabo dele, ou, ainda,

---

[3] Disponível em: <https://www.kalimaquotes.com/pt/quotes/109761/o-segredo-da-mudanca-e>. Acesso em: 29 abr. 2022.

para morrermos os dois num último abraço. Mas eu já sei, eu sinto que isso não vai acontecer, que ele agora está longe, que cambaleia na estepe de altitude, que o sangue goteja sobre sua pelagem. À medida que ele se distancia e que eu volto a mim, nós nos *recobramos um do outro*. Ele sem mim, eu sem ele: conseguir sobreviver apesar do que ficou perdido no corpo do outro; conseguir viver com aquilo que nele foi depositado (MARTIN, 1986, 8, grifos da autora).

Todas as vezes que somos feridos, tememos que o mal nos impacte novamente. Apegamo-nos muito mais aos "apesar de" do que ao "recomeçar".

Para se "recobrar um do outro após os ataques", leva tempo. Desamparamo-nos. E todo desamparo provoca a idealização de que quem oferecerá segurança e proteção serão as pessoas e situações de fora. Sendo assim, medo, incerteza, imaginação, antecipação catastrófica e inseguranças são canalizados como os impedimentos de viver uma pura vida.

Quem não se acolhe se torna espectador da vida e sobrevive "fora" desta vida. Concomitantemente, acentua o desamparo que significa "sensação de não se estar seguro e/ou protegido. Falta de convicção ou segurança em si próprio"[4].

8.3. Novos olhares para dar licença ao novo

Minha mãe sempre me estimulou a não me abandonar, assim como ela o fez. Pelo fato de antes de ela morrer ter dito que eu era "a continuidade espiritual dela", prometi para mim que não deixaria meu jardim abandonado, que zelaria pela minha família

---

4 Disponível em: <https://www.dicio.com.br/desamparo/>. Acesso em: 29 abr. 2022.

e pelas pessoas que amo com intuito de desenvolver autorrespeito e amor próprio.

Quando sentimos medo, a imaginação sempre aumenta nossas aflições, ou seja, pelo medo de perder a liberdade já estamos presos. Sendo assim, precisamos de tempo para nos recompor do desamparo, ausência e tristeza, representantes de partes fragmentadas. Como dito em capítulo anterior, todo controle trabalha a favor de não sentirmos medos. E a imaginação não atualizada nos cega a constatação de que, em alguns momentos, estamos experienciando exatamente o que nos apavorou a vida inteira, portanto já estamos enfrentando a situação temida e não nos damos conta.

Conforme o *Dicionário Online de português*[5] imaginação é definida como "faculdade de representar objetos pelo pensamento: ter uma imaginação viva. Faculdade de *inventar*, criar, conceber opinião sem fundamento, absurda". Se imaginação pode ser considerada invenção, sofremos pelas antecipações catastróficas.

O que desejo trazer à luz é a reflexão sobre os medos desmedidos e que impedem o ser humano de sonhar e de recomeçar. Alguns medos são antecipações catastróficas que Rubem Alves (2011, 121) cunhou por "dor de ideia":

> Você está com dor de dente. O dentista examina o dente e lhe diz que não tem jeito. A solução é arrancar o dente. Anestesia e boticão, o dente é arrancado. A dor desaparece. Você deixa de sofrer. [...]. A coisa fica diferente quando a dor que você tem é uma dor de ideia. Dor de ideia dói muito. São dores de ideia a ideia de perder o emprego, a ideia de ser feio, a ideia de ser burro, a ideia de que o filho vai morrer num desastre, a ideia de que Deus vai mandá-lo para o inferno, a ideia de que quem

---

5   Disponível em: <https://www.dicio.com.br/imaginacao/>. Acesso em: 29 abr. 2022.

A vida é arte que leva tempo

você ama vai traí-lo. Dores de ideia são terríveis: causam ansiedade, pânico, insônia, diarreia.

Vale a pena refletir sobre se sua imaginação está sempre correta e se, de fato, as antecipações catastróficas se concretizaram. Dessa forma, é preciso redimensionar a imaginação e o medo que nos ajudam a compreender a proteção, no entanto alguns monstros imaginários são mais pavorosos do que a situação a ser enfrentada. Nesse sentido, "medo comedido é importante, mas medo exagerado bloqueia nossas ações" (FUKUMITSU, 2016/2019, 216).

8.4. Sugere-se atenção quando a situação parece mais uma questão de adoecimento do que renascimento

Devemos zelar pelo bem que nos visita, pois é sinal que a vida pode ser nutrida. Por esse motivo, é preciso manter a atenção para o que nos nutre e o que nos intoxica. Concomitantemente, o acolhimento é imprescindível nos momentos que nos assustam e, mesmo com medo, somos obrigados a tomar direção e continuar, apesar da sensação de paralisia.

Reinventar-se, consequentemente, requer que o conhecido que faz mal possa sair da gente, não de forma passiva, mas a partir de um processo de atenção e observação das emoções e percepções, muitas vezes auxiliado em processos de psicoterapia, meditações e plena atenção de nosso processo existencial.

Muitas vezes nos questionamos sobre o que queremos da vida, mas a pergunta teria de ser: "O que não quero mais na vida?" Dessa forma, é recomendável que gastemos energia com *quem* e com *o que* merece, fazendo minhas as palavras de Yalom (2008, 50): "[...] quanto mais mal vivida é a vida, maior é a angústia da morte; quanto mais se fracassa em viver plenamente, mais se teme a morte".

O temor é o que sentimos quando não controlamos a situação. Um diálogo de autor desconhecido exprime a falta de controle frente as situações da vida e as dúvidas que se originam e que, talvez, nunca tenhamos respostas:
"E se eu cair?"
"E se você voar?"

8.4.1. "Se for para desistir, para que servirá o amanhã?": continuar apesar de...

A frase "Se for para desistir, para que servirá o amanhã?" foi proferida por Enzo, meu filho, aos 7 anos, quando eu acabara de descobrir que estava com glaucoma.

Oftalmologista: "Você está com glaucoma e teve uma perda visual bilateral significativa".

Sai do consultório aos prantos. Fiquei desesperada. Normalmente quando me desespero, apresento episódios de esquecimentos e dessa vez, pelo estresse sofrido na consulta com oftalmologista, esqueci o significado de dezena no exercício de matemática da lição de casa de Isabella, minha filha.

Isabella: "Mãe, me ajuda neste exercício de matemática?"

Apesar do frio na barriga de não dar conta de um simples exercício de matemática (lembrem-se de que a área da abstração foi uma das áreas afetadas na inflamação cerebral), enfrentei a tarefa...

"Um comerciante comprou 140 caixas, dentro de cada caixa havia uma dezena de pacotes"...

Eu para Enzo: "Filho, quanto é uma dezena?"

Enzo: "Dez, mãe. Uma dezena é 10. Uma centena é 100. E o milésimo é 1000".

Toda essa história me fez relembrar da raiva e impotência sentidas durante meu adoecimento e do monólogo que escrevi

A vida é arte que leva tempo

em meu livro *A vida não é do jeito que a gente quer* (FUKUMITSU, 2016/2019, 145):

> Por que raios eu tive essa inflamação cerebral que me faz sentir ainda exausta e me fez repensar em toda minha história? Por que eu devo persistir apesar do tremor em minhas mãos e da falta de garantia de que eu me recuperarei? Por que eu devo insistir em me manter em pé, se não sou capaz de segurar um lápis com a exatidão e segurança que outrora sentia ter?

Concluí, naquele momento com meus filhos, que o mais importante seria persistir para não desistir. Além disso, não adiantava mais ficar perguntando o motivo das situações acontecerem em minha vida. O que importava eram a finalidade e o rumo da direção das atitudes. E, para mim, a finalidade de todo meu sofrimento serviu para mostrar *quem eu sou* apesar das dificuldades.

> Quem evita o próprio sofrimento tende a não encontrar seu equilíbrio, pois, como diz um ditado oriental, "em uma sala cheia de móveis, não cabe mais nada". Assim, se estivermos sufocados pelo nosso próprio sofrimento, sem olhá-lo, não conseguiremos fazer nada pelo sofrimento do outro (FUKUMITSU, 2016/2019, 112).

Foi importante respeitar, acreditar que um dia tudo passaria. Depois de ajudar Isabella em seu exercício de matemática, os pensamentos sobre a possibilidade de ficar cega retornaram. Ao imaginar que não conseguiria ver mais meus filhos, entrei em pânico pela fantasia trágica que antecipei. Imediatamente, parei para respirar e rumei para a meditação. Depois de meditar 20 minutos, percebi que conseguira interromper o pensamento catastrófico e refleti: "Se for para ficar cega, ficarei com dignidade, mas só por hoje eu enxergo. Não é o caso de ficar desesperada, pois devo sofrer somente pelo meu sofrimento do aqui e agora. Não preciso antecipar sofrimentos. Basta o fato de ter a graça divina de enxergar mesmo com a perda significativa". Pensando de forma mais serena, hoje (o amanhã de ontem) pude ver com "meus próprios olhos" estratégias para lidar com o desespero momentâneo.

Atualmente, reflito que sou grata não apenas pelas perdas significativas que me fizeram enxergar além das perdas concretas. Aprendi com os ganhos de se viver cada dia como se fosse o único e o último de minha existência. Sou grata por enxergar e ter o discernimento, aprendido pela Psicologia, de que devemos a cada momento perceber a realidade como ela se apresenta.

Sou grata por ouvir o *grand finale* dito por Enzo, enquanto jantávamos, e que se tornou o título desta reflexão: "Se for para desistir, para que servirá o amanhã?"

Um mimo-lembrete para você:
Sua existência é lugar do Sagrado.
Gratidão é comodidade de ocupar
a morada existencial e é vida sem pressa
que se acomoda no seu próprio ritmo.

Capítulo 9

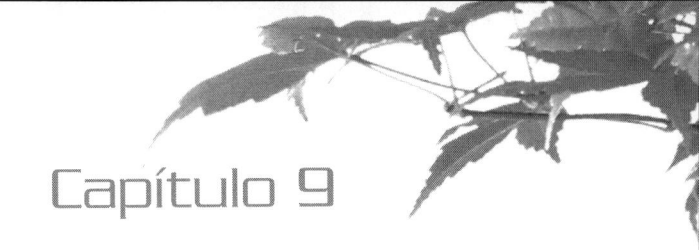

Se tem vida, tem jeito

A frase "Se tem vida, tem jeito" foi criada por mim em 2014 e publicada em 2016 no livro *A vida não é do jeito que a gente quer* (Fukumitsu, 2016/2919, 127), durante o período da inflamação cerebral. Tive vários esquecimentos, inclusive da ordem alfabética e ao querer lembrar da frase "tudo tem jeito, menos a morte" que ouvia da minha avó; a única recordação que vinha era a da palavra "jeito", conseguindo apenas associá-la à palavra "vida". O resultado foi: *Se tem vida, tem jeito*.

Lembro-me de que, quando estava hospitalizada, prometi que se eu tivesse um bônus de tempo, cumpriria minha missão de ofertar luz para a minha própria escuridão e para a vida de outras pessoas que desejassem estar comigo. Ensinaria as pessoas a extraírem flor de pedra e que faria de tudo (e um pouquinho mais) para auxiliar as pessoas a ressignificarem seus processos de morrência, a partir do respeito, amor e acolhimento, ingredientes necessários para viver.

Acredito que o pavor que senti quando encarei a possibilidade da morte antecipada encorajou-me a ter menos melindres em relação aos enfrentamentos e mais ousadia na crença de que nada é para sempre e, muito menos, definitivo.

Saúde existencial

Assumi um compromisso comigo que autorizaria minha luz a se apagar apenas quando eu não a utilizasse a serviço do bem. Vida e viver é o que restaram em minha existência desde então. Fiz uma promessa que incentivaria as pessoas a não abandonarem seus jardins internos, sobretudo por haver ainda vida neles. Também escolhi não abandonar meu jardim interno, pois ainda havia vida em mim.

Não à toa, enquanto escrevi este trecho vi que meu jardim estava tomado por ervas daninhas. Resolvi arrancá-las. Depois, de retirá-las, fui para a piscina, local onde morreu meu sobrinho, com 3 anos de idade, afogado, e lembrei-me da recomendação da minha mãe para que eu nunca me abandonasse. Nesse momento, a emoção me invadiu, pois me dei conta de que todos os dias tenho acordado com uma grande vontade de rezar, fazer limpeza e purificação, porque tenho cada vez mais acreditado na plena atenção e no autoconhecimento como vias valiosas para nossa proteção. Sentir-se protegido é caminho para a saúde existencial, pois a inveja, a energia negativa e, principalmente, a necessidade de afastamento de indivíduos que não querem nosso bem é importantíssimo para a preservação humana.

Entendo que, a partir do momento que conhecemos nossas emoções, instrumentalizamo-nos para manter uma vida mais funcional para nos relacionarmos com mais sabedoria com o mundo e conosco. Além disso, a maior generosidade que podemos ofertar para nós é a de não esconder as emoções, dizendo para nós mesmos: "Não posso esconder minhas emoções de mim e nem dos outros". Porém, o que acontece normalmente com o ser humano é que os medos se tornam exacerbados e a ousadia diminui. Quando se inicia uma mudança existencial, o olhar para consigo geralmente é cruel e com uma "carga pesada" de crítica, e, por esse motivo, será necessária a ressignificação de percepções de alguns valores atribuídos a pessoas, situações e coisas.

Se tem vida, tem jeito

Um homem morreu.

Ao se dar conta, viu que Deus se aproximava e tinha uma maleta com Ele.

E Deus disse: "Bem, filho, hora de irmos".

O homem assombrado perguntou:

"Já? Tão rápido? Eu tinha muitos planos…"

"Sinto muito, mas é o momento de sua partida", respondeu Deus.

"O que tem na maleta?", perguntou o homem.

E Deus respondeu:

"Os seus pertences!".

"Meus pertences? Minhas coisas, minha roupa, meu dinheiro?"

Deus respondeu:

"Esses nunca foram seus, eram da terra".

"Então, são as minhas recordações?"

"Elas nunca foram suas, elas eram do tempo."

"Meus talentos?"

"Esses não pertenciam a você, eram das circunstâncias."

"Então são meus amigos, meus familiares?"

"Sinto muito, eles nunca pertenceram a você, eles eram do caminho."

"Minha mulher e meus filhos?"

"Eles nunca lhe pertenceram, eram de seu coração."

"E o meu corpo?"

"Nunca foi seu, ele era do pó."

"Então, é a minha alma."

"Não! Essa é minha."

Então, o homem cheio de medo tomou a maleta de Deus e ao abri-la se deu conta de que estava vazia...

Com uma lágrima de desamparo brotando em seus olhos, o homem disse:

"Nunca tive nada?"

"É assim: *cada um dos momentos que você viveu foram seus. A vida é só um momento...*".

Um momento só seu! (Autor desconhecido, grifos da autora).

"Cada um dos momentos que você viveu foram seus. A vida é só um momento". São mensagens poderosíssimas para compreender que devemos buscar o que é essencial e nos inspirarmos em cada momento que temos o direito de viver. É preciso buscar o que é essencial.

9.1. O que é essencial?

É contrassenso a gente descansar e, no entanto, continuar no cansaço. Por que isso acontece?

Porque talvez muitas vezes nos lamentamos do que não fazemos e não usamos as energias para fazer o que é essencial. Mas você pode estar me perguntando: "Karina, o que é essencial?"

Respondo com outra pergunta, uma excelente pista para se conectar com o que lhe é essencial: "O que faz seu coração voltar a pulsar dentro de você?"

O essencial é o que faz você sentir seus pés firmes no chão para que dê passos atentos e comedidos.

Se tem vida, tem jeito

O essencial é o que te faz manter seus olhos bem abertos para se proteger das más energias e para ampliar a *awareness* daquilo que vive como experiência.

O que torna essencial para você é o que auxilia na construção de sua morada, onde poderá se sentir à vontade em seu lar existencial.

Segundo a Psicologia Humanista todos nascemos com um potencial que deve ser incentivado para que ofertemos o nosso melhor e para que descubramos aquilo que nos autorrealizará. Lembrando que em cada fase da vida teremos necessidades diferentes, será preciso absorver que, graças à efemeridade, tudo passa, e que as situações boas e más passam. Assim, ganhamos a chance para que a vida nos surpreenda a cada dia.

> Uma lenda persa, cuja origem perde-se na noite dos tempos, conta que um rei pediu a um velho sábio da corte que gravasse em seu anel de ouro uma frase que encerrasse a verdade absoluta do mundo, uma frase tão justa que pudesse ser aplicada a todas as situações e a todas as épocas, uma frase que resumisse a vida: uma frase universal.
>
> O velho sábio entregou então ao rei um anel de ouro em cujo interior estava escrito: "isso também passará" (SANTINI, 2019, 24).

Aprendi de maneira profunda, disciplinada, acolhedora e respeitosa sobre a efemeridade da vida, sobre importância do outro na nossa vida e sobre lidar com as situações que não podemos controlar, conforme o "vento", como ensina Nietzsche (2001, 17):

> Depois que cansei de procurar,
>   aprendi a encontrar.
> Depois que um vento me opôs resistência,
>   velejo com todos os ventos.

Saúde *existencial*

Ao mesmo tempo que temos de persistir, não esmorecer e buscar formas de lutar contra as intempéries, é também importante respeitar as necessidades básicas e, assim, relembro de uma outra ocasião com minha filha e sua professora de corte e costura.

Isabella acordou com muito sono e na aula de corte e costura começou a "ficar chata" e a se negar a fazer o que Dona Cida, nossa professora, pedia:

Isabella: "Eu não queria vir, tia Cida, porque estava com muito sono, mas mamãe me obrigou a vir".

Pensei com meus botões: "Olha só eu repetindo o mesmo erro que minha mãe cometeu comigo: não me deixar descansar, obrigando-me a estudar e a fazer, fazer, fazer".

Como dito anteriormente, na infância e adolescência, minha mãe não me deixava nem tirar um cochilo, pois segundo ela "eu viraria uma vagabunda". Assim, nasceu a *workaholic* que não podia descansar e que adoeceu...

Como não somos repetições de nossos pais, podemos fazer diferente e assim procuro fazer diariamente.

Deixei minha filhota dormindo no meu colo enquanto eu costurava à mão.

Com a obrigatoriedade de sermos produtivos, negamos e desrespeitamos nossas necessidades e ficamos "chatos", entediados e nos tornamos agressivos e começamos a nos rebelar com o outro.

Nunca se desrespeite! Dê-se o direito de ter necessidades e de descansar, pois o descanso é a justa medida para que você seja agente de mudanças.

9.2. Ser testemunha ocular do sofrimento alheio dói

Existem algumas pessoas que se autorizam a se ver apenas a partir do disfuncional e dos adoecimentos.

Se tem vida, tem jeito

Em muitos dos processos autodestrutivos que acompanho, percebo um ponto em comum de que a energia é desviada para a corporeidade. Em outras palavras, o corpo expressa, por meio de adoecimentos e sintomas, aquilo que deve ser modificado.

Por se encontrar em vulnerabilidade intensa, a pessoa se sente impossibilitada a ponto de seu sofrimento cegar as estratégias para se libertar daquilo que faz mal.

A conduta proposta em meu trabalho com pessoas que apresentam comportamentos autodestrutivos se envereda por não tirar "a muleta" que a pessoa utilizou até o momento, por meio de sua autodestruição, mas por ampliar o escopo para a ressignificação das percepções a respeito do sofrimento que precipita a autodestruição. Nessa direção, é importante auxiliar a pessoa na ampliação de *awareness* sobre o próprio caminho, para que se conscientize de sua necessidade de modificar, acolher, desenvolver e cuidar de seu bem-estar.

Quando as pessoas se dão conta de seus processos autodestrutivos normalmente falam para mim: "Que loucura é isso que faço comigo!"

E eu digo: "Que sanidade é a sua de se permitir olhar para você e para aquilo que descobre que te faz mal".

Todo ser humano sofre e tenta driblar o sofrimento, porém muitas vezes de forma disfuncional. Basta o sofrimento que fragmenta a alma, que provoca dor e a dúvida que insiste em perguntar se sairemos do limbo. A autoacusação de se estar enlouquecendo traz a sensação de que a pessoa não conseguirá suportar sua jornada pelo caminho de volta para si mesmo e se perde daquilo que seria o essencial para sua reconciliação consigo mesmo.

O oposto do que é essencial é o abuso. A partir da identificação do abuso, a pessoa que se autodestrói tenta se reorganizar. Nessa direção, a pessoa não deve olhar para fora, mas sim para dentro, com o intuito de:

Saúde existencial

- Em vez de ceifar as possibilidades, semeá-las.
- Em vez de calar o potencial, incentivar a autodescoberta para encontrar forças para escolher diariamente qual será a batalha em que desejará entrar.
- Em vez de reagir às intempéries da vida, agir em prol do seu próprio bem-estar, considerando que o estranhamento faz parte do processo de mudança.

Estranhamento, segundo o *Dicionário Michaelis*, significa[1]:

> Surpresa, admiração, *espanto face ao que não é comum ou habitual* ou, ainda, totalmente inesperado; estranheza. Sentimento de rejeição a algo ou a alguém que é diferente, que não se conhece, *que não é familiar;* aversão, repulsa.

O estranhamento é sinal que estamos saindo do repetitivo, anacrônico e do mesmo "sabor" e saber, ou seja, do conhecido.

Muitas das pessoas que acompanho também apresentam medo, assim como eu, e não se arriscam a fazer diferente. Além disso, não ouvem o próprio estranhamento e deixam de ousar.

Ousar significa experimentar, transgredir e estar fora dos padrões tradicionais, principalmente dos conhecidos, pois nos acostumamos a estar na zona de conforto. Temendo as críticas alheias e fazemos autoacusações cruéis, subestimamos nossa capacidade e acreditamos que não teremos forças para assumirmos nossas próprias escolhas. Titubeamos, assim, em seguir adiante.

---

1 Disponível em: <https://michaelis.uol.com.br/moderno-portugues/busca/portugues-brasileiro/estranhamento/>. Acesso em: 29 abr. 2022.

9.3. Ir adiante, respeitando as próprias necessidades, para uma vida com dignidade

Ando devagar, porque já tive pressa.
E levo esse sorriso, porque já chorei demais.
Hoje me sinto mais forte. Mais feliz, quem sabe
só levo a certeza de que muito pouco sei ou nada sei
(*Tocando em frente*, Almir Sater[2]).

Esperar que a vida entre em nossa morada existencial é desafio que será conquistado aos poucos, de mansinho...

Para deixar de ser um desalojado de si, tornar-se habitante de si mesmo e acreditar que o melhor de nós mesmos ocupará o maior espaço na existência é meta que demanda o desenvolvimento da dignidade existencial. Dignidade "é um substantivo feminino que veio do latim *dignitate* que significa '*o que tem valor*' e de *dignus* que significa 'adequado, digno, valioso, *compatível com os propósitos*', derivado também do indo-europeu *dek-no* e *dek*, que significa '*tomar, aceitar*'"[3]. Certo dia, li uma frase em um *post* que fez muito sentido: "Por que se amam as coisas e se usam as pessoas?"

Estar compatível com os propósitos, aceitar a realidade como ela se apresenta, buscar por calmaria, valorizar gestos generosos, olhares carinhosos, pessoas que falam a mesma linguagem do *cocorô* (coração em japonês) e não enaltecer as conquistas materiais são os passos para restabelecer a dignidade que permite a conexão com a morada existencial.

A dignidade existencial possibilita a percepção de que não é preciso caminhar mais com tantas dores, mas sim percorrer

---

[2] Disponível em: <https://www.youtube.com/watch?v=SWtjTkixv5M>. Acesso em: 29 abr. 2022.

[3] Disponível em: <https://www.significados.com.br/dignidade/>. Acesso em: 29 abr. 2022.

a jornada do amor, incluindo o amor próprio. Dessa forma, ao trocar "autodestruição" por dois verbos "acolher" e "abrigar", encontramos sentidos de vida. Segundo o *Dicionário Michaelis* (2008, 12, grifos da autora), "acolher" significa: "*Hospedar*, receber (alguém). 2. *Abrigar, dar acolhimento a* (alguém)". Já abrigar (MICHAELIS, 2008, 12, grifos da autora) é definido como "*Acolher*, dar abrigo. 2. Amparar, *defender, proteger*".

Acho muito interessante que as duas palavras tenham rumado para a direção do acolhimento. Será preciso acolher muito bem e dar hospitalidade ao que nos é apresentado a cada momento da nossa vida, pois nada é em vão. Sendo assim, quando o caos nos avassala, é preciso respirar para tomar fôlego e para desenvolver um olhar atento para conosco.

Uma coisa que acho muito esquisita é o termo "calma", falado em situações em que tudo o que menos existe é calma. Em vez disso, sugiro dizer: "Respire. Tome seu fôlego para desenvolver estratégias para não ter *reações impulsivas*, mas sim *ações reflexivas*". Sintetizando. Em situações de adversidades, é preciso agir e não reagir.

9.4. Saúde existencial

Nunca pensei que um dia cuidaria de um vaso de espinhos. Na verdade o vaso e a planta são horrendos para o meu gosto e, a princípio, confesso que pensei em tirar o espinheiro dos vasos da frente da chácara e plantar algo mais bonito. Mas até o ruim e o disfuncional têm história. Então, vamos lá:

Meu pai e mãe iniciaram a construção de uma chácara no interior de São Paulo há 44 anos e muita coisa aconteceu desde então.

Dia desses, lembrei-me mais uma vez da recomendação de minha mãe para mim: "Karina, nunca se abandone, não deixe absolutamente nada da sua vida largado, abandonado e sem cuidar".

Se tem vida, tem jeito

Foi a partir daí que decidi cuidar daquele que já representou "meu lugar" e fez parte da minha história. Tenho certeza de que não foi minha mãe quem plantou esses espinhos – talvez tenham sido até as mulheres com quem meu pai se relacionou. Também não tenho nem ideia do nome da planta, mas fui apresentada a esse espinheiro no dia em que resolvi arrumar seu vaso que quebrara por não suportar mais o peso dele. Pensando bem, muitos espinhos fizeram parte da minha história, infelizmente. Do mesmo modo, muitos dos suportes que eu tinha para dar conta de espinhos existenciais, assim como o vaso do espinheiro, também se quebraram por não aguentarem o peso...

Como já dito, tinha a opção de tirar o vaso e matar a planta, principalmente porque o vaso estava pela metade e, pelo menos há uns 10 anos, quebrado. No entanto, o caseiro e eu tomamos a tarefa de reconstruir o vaso até então abandonado e quebrado.

> É hora da grande faxina! Quer se trate de limpeza corporal interior, exterior ou energética, chegou a hora de movimentar as velhas energias [...]. Você não é mais a mesma pessoa: é hora de mudar! (SANTINI, 2019, 123).

A partir da recuperação do vaso e do espinheiro, percebi que tudo o que vivi e vivo merece cuidado. Ainda que fosse um passado que eu tenha desejado abandonar, esquecer e jogar.

Mesmo assim, o que estava quebrado mereceu cuidado, assim como faço com meu trabalho de oferecer cuidados aos processos autodestrutivos.

Não sou mais meu passado: sou quem sou, por ter aprendido com meu passado. Nesse sentido, ao cuidar do vaso e do espinheiro, confirmei que me tornei *expert* nos cuidados para com o humano com o propósito de preservação de sua dignidade existencial. E cuidados podem significar dar contorno, forma e morada segura para que possamos conquistar saúde existencial.

Saúde existencial

"Deixe a vida entrar. Se ela entrou é porque você é capaz" (Fukumitsu, 2016/2019, 222). Se a vida entrou, é porque comprova que ainda temos o que zelar.

Em contrapartida, para ressignificar processos de adoecimentos devemos refletir sobre o fato de que, se adoecemos a partir da relação com o outro, também nos curamos a partir do "outro nutritivo".

Se não somos sem o outro, faz-se importante cuidar do "alimento emocional" que não somente preenche nossos estômagos, mas sim nossos corações. Pessoas nutritivas nos ajudam a resgatar a essência e o essencial, sobretudo porque acolherão os propósitos da nossa alma. Por esse motivo, valorize aqueles que valorizam você, não perca tempo com alguém que não tem tempo para você. Eu estou aproveitando meu tempo com pessoas amadas. E você?

Capítulo 10

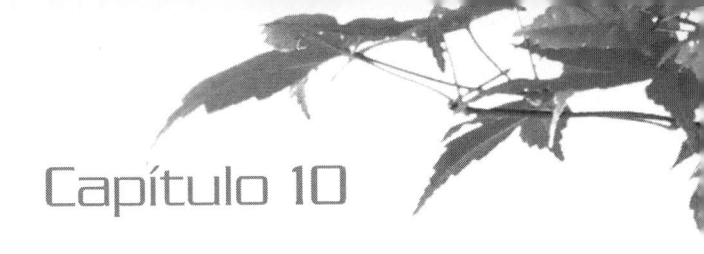

Recomeços de uma pura vida

Dá medo pensar que podemos adoecer em virtude de não nos responsabilizarmos pelos próprios processos autodestrutivos ou que enlouqueceremos. Ao mesmo tempo, a sanidade e lucidez devem surgir para apaziguar a agonia e trazer calmaria. Em vez de se *desesperar* devemos aprender *a esperar*.

Esta obra foi permeada por experiências caóticas, entre elas problemas cardíacos, a possibilidade de retorno da inflamação cerebral, câncer no olho que se manifestou em um familiar, diversos adoecimentos na família, várias tentativas de golpes financeiros de pessoas próximas e muitas situações dificílimas de gerenciar... Foram crises existenciais, cujas reflexões foram compartilhadas neste livro e que serviram de acalanto para minha alma. Aliás, a escrita para mim tem a função de proporcionar esperança e fé, garantindo restabelecimento da sanidade, reafirmação de minhas atitudes e fortalecimento da convicção de que a saúde existencial deve imperar.

Como escritora, sempre gostei de compartilhar momentos de minha peregrinação em busca da saúde existencial, pois assim ilustro na prática aquilo que apresento em teoria, principalmente os assuntos que envolvem dor, sofrimento e superação.

Na maioria das vezes, compartilho trajetórias que desnudam algumas partes da minha vida, alguns desafios e o gerenciamento de crises, educando minhas próprias emoções. Portanto, a narrativa é a da jornada sombria e da minha busca constante de luz para que possa apaziguar meu coração e acalmar minha existência inquieta, provendo acolhimento para minha alma.

Apesar de, em minhas obras, endereçar o que escrevo aos leitores e mesmo tendo consciência de que escrevo para organizar minha "bagunça existencial", surpreendentemente recebo *feedback* de agradecimentos, dizendo que aquilo que escrevi no livro "caiu como luva". Fico tão feliz quando isso acontece, pois minha proposta como escritora é tocar as pessoas e servir como instrumento de incentivo para que continuem, apesar de tudo o que lhes aflige. Em outras palavras, endereço mensagens para o outro como um apelo meu e que, pela sincronicidade, se torna "nosso".

A vida nos permite, principalmente por meio do que é emanado por peregrinos da saúde existencial, a oportunidade para que nos autorizemos no entendimento, na compreensão e no acolhimento de nossa maneira singular de ser.

> Mudanças de rota só podem acontecer em vida...

O marco zero significa que sempre é possível restaurar as relações e apaziguar os conflitos interpessoais. Para tanto, é preciso DAR TEMPO PARA QUE:

— possamos compreender que não é o outro que deve mudar, mas somos nós que precisamos modificar nossa maneira de perceber a pessoa e a relação conflituosa;

— as feridas sejam cicatrizadas;

— a reparação de nossos próprios erros possa acontecer;

- a maturidade seja atingida para não mais acusar o outro, mas sim para dar espaço para a compaixão e para paz;
- o amor seja ressignificado e se instale permanentemente em nossa alma para acalantar nossos corações até o final de nossa vida.

Afinal, mudanças de rota só podem acontecer em vida... (Fukumitsu, 2016/2019, 121).

A travessia é honrada quando se descortina a importância da nutrição mútua. Afinal, sentir-se perdido de forma solitária é desesperador, mas se perder junto de quem amamos é acalanto para a alma. É o vínculo que cura.

A vida é realmente magnífica, pois em alguns momentos ela nos apresenta "anjos de luz" no caminho e que confirmam que estamos no caminho "certo". Assim recebemos uma dica da vida de que estão se aproximando pessoas boas e que nos querem bem.

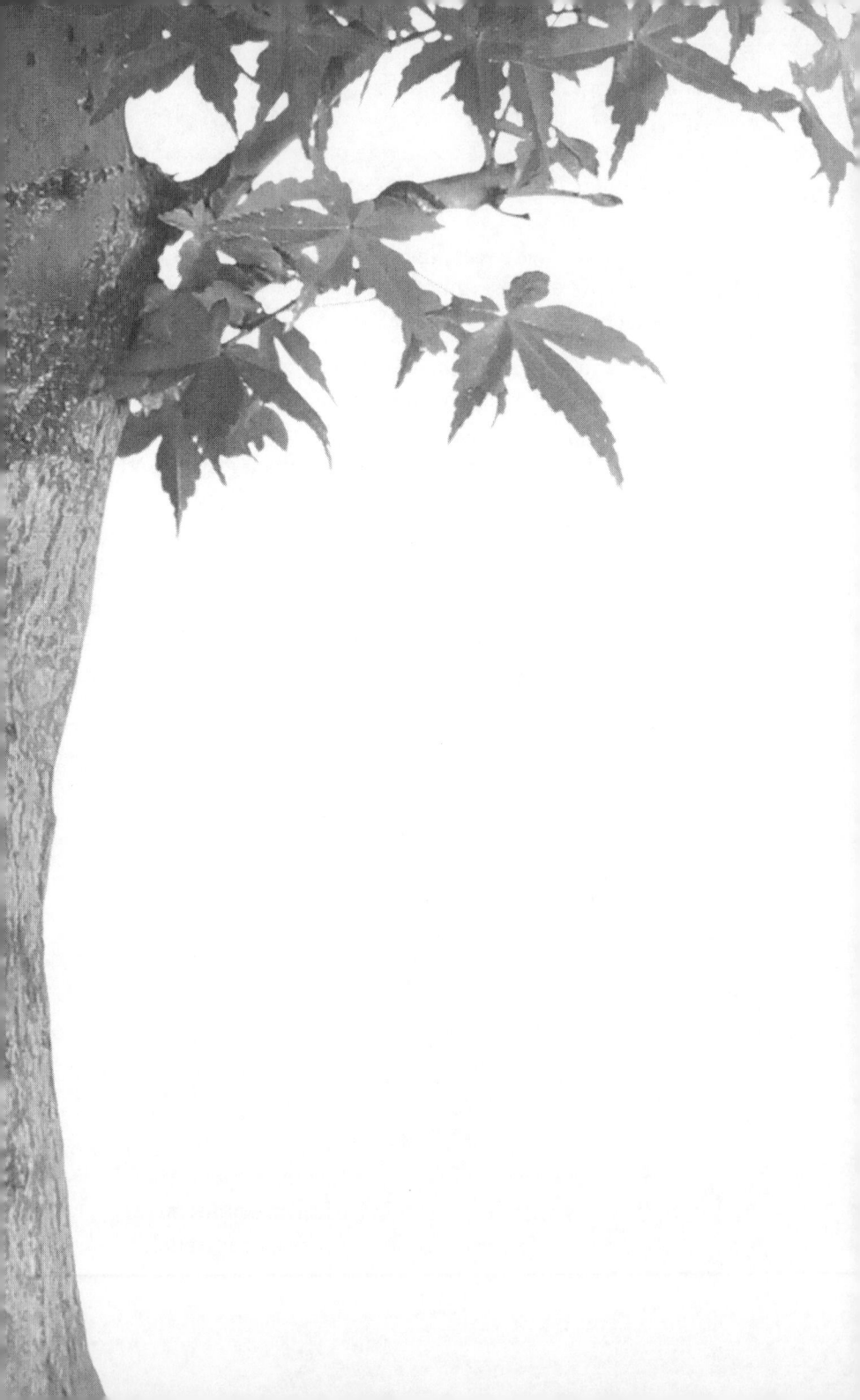

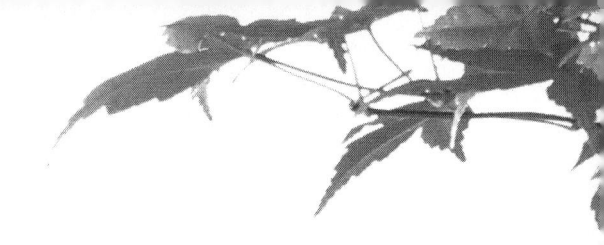

Considerações finais

Recuperei minhas ações, meu dom e meu jeito de ser mais integrado e mais vivo do que nunca. Recuperei minha identidade e meu ser Karina. Dediquei meu tempo para reassumir quem eu era e sou. Dia após dia, compilando e organizando os acontecimentos, fui nutrindo este livro. Não seria essa a vida?
Uma tessitura de acontecimentos e uma articulação de tudo o que acontece conosco? (FUKUMITSU, 2016/2019, 10).

Imagino que minha mãe deva estar celebrando, lá no céu, meu recomeço e reencontro comigo, depois de tantos desencontros. Além disso, acredito que tudo na vida seja uma questão de escolhas e renúncias.

Podemos nos acomodar na escuridão e nos adoecimentos ou podemos nos apropriar da percepção da mediocridade que estamos vivendo e modificar a rota disfuncional que a vida toma. Esta última foi minha escolha. Não admiti silenciar a alma, pois creio que o silenciamento rouba sonhos, paralisa os movimentos e traz impedimentos da capacidade de escolher e de renunciar.

Saúde *existencial*

Escolhi tomar responsabilidade pela minha recuperação e pelo meu retorno à vida de maneira mais funcional com quem amo, fazendo o que amo e aproveitando o bônus de tempo recebido para acalantar meu coração e os corações de muitos em sofrimento existencial.

Minha luz só apagará se eu permitir que a escuridão me invada. E, caso a sombra invada meu coração e queira ameaçar minha luz, trocarei a bateria. Tenho de aprender a cultivar minha luz para que eu me torne farol.

Continuarei meu caminho esperançosa de que me tornarei hábil em perceber o tóxico, reconhecer o nutritivo, decodificar de quem deverei me afastar e me aproximar.

Foi necessária uma auto-observação constantemente, por meio de psicoterapia, meditação, yoga e de muita paciência para me sentir liberta de alguns de meus processos autodestrutivos.

Lembremos que o sol nasce todos os dias, independentemente de o vermos ou não. Dessa forma, acredito que nossa luz só se apaga quando permitimos que a escuridão nos invada por experienciar verdadeira avalanche de situações caóticas. Como as palavras preciosas de Antoine de Saint-Exupéry (*apud* SANTINI, 2019, 179): "O futuro não é nada além do presente a ser organizado. Você não tem de prevê-lo, mas permiti-lo".

Permitir o futuro é tarefa de um educa*Dor*. Para tanto, será preciso organizar o que já existe, apesar da sensação de que está tudo bagunçado. E agora doutora? "Por que se calar se o falar é tão importante?" (FUKUMITSU, 2019d, 213).

Quando algumas escolhas se tornam um dilema, temos de deixar a vida nos ajudar, porque só conseguimos retornar com segurança quando enaltecermos a história que temos e darmos crédito para quem somos, dizendo "eu me acho".

"Se achar é se encontrar, pois há valorização de quem sou" e, como a frase de autor desconhecido ensina: "O que você tem, todo mundo pode ter, mas o que você é ninguém pode ser".

Considerações finais

"Se achar", sem perder a humildade e não sendo arrogante, faz parte do escarafunchar pela congruência daquilo que é salutar, verdadeiro e significativo para cada um de nós. Além disso, outra maneira de "se achar" ficará evidente quando refletirmos sobre nossas superações, percebendo o quanto não somos fracos existencialmente.

Outro ponto que desejo trazer à luz é que a busca do equilíbrio requer aceitar os opostos. Explico. Sempre gostei da letra da música *Brincar de Viver*[1], que versa sobre "a arte de sorrir cada vez que o mundo diz não".

Recebi e recebo julgamentos por mostrar meu sorriso largo mesmo em situações difíceis. No entanto, acredito que é exatamente essa característica de sorrir durante as adversidades que me sustentou e que ofertou equilíbrio para os momentos que minha alma chorava. Não se trata de negação, até porque sempre acreditei que devo ter compaixão por mim quando preciso chorar e acolher minha alma entristecida. Costumo falar: "Se tem choro é para ser chorado. Caso contrário, vira dor de barriga ou dor de cabeça". O choro é a palavra das emoções.

Quando penso no sorrir como forma de equilíbrio, quero dizer que sorrir é resposta que oferto para as intempéries que a vida apresenta.

Quando recebo um "não", costumo não dar o outro lado da face para "apanhar". Faço o contrário, utilizando a maravilhosa técnica aprendida no desenho "Pinguins de Madagascar", em que o chefe ensina seus funcionários a enfrentar o inimigo dizendo, "Just smile and wave boys" ("Somente sorria e acene pessoal")[2], coloco-me de frente ao indivíduo e/ou para a situação complicada, abro um sorriso para comprovar para mim que sou capaz

---

1   Maria Bethânia, *Brincar de viver*. Disponível em: <https://open.spotify.com/album/6qyBoczosWQXc2arHdV7SX>. Acesso em: 29 abr. 2022.

2   Disponível em: <https://www.youtube.com/watch?v=yOvmRSYeSJY>. Acesso em: 29 abr. 2022.

Saúde *existencial*

de transcender a agressividade, ofensa alheia e situação ameaçadora e vou em frente apesar dos meus medos. Sorrir, portanto, é resposta antagônica aos melindres da vida.

Sorrir permite você dormir mesmo preocupado e acordar inspirado...

Sorrir como forma de você ofertar ao mundo seu melhor...

Sorria para a vida, pois a vida há de sorrir para você um dia.

É preciso continuar, respirar, chorar e sorrir. Nesse sentido, a esperança brotará em nossos corações quando nos abrirmos ao respeito para com as emoções, sem nos perdermos nelas.

Lembrando que, quando seu jardim estiver tomado por ervas daninhas e mato, retire tudo o que te incomoda. Não permita que sua beleza seja invadida pelos abusos e violências de outrem. Nosso jardim não pode ser abandonado, pois a beleza das flores merece espaço. Não abandone seu jardim interno, pois ainda há vida nele. Permita-se e se autorize a manter sua beleza.

Beleza autoriza a ocupação de espaços nunca percebidos.

Beleza merece cuidado.

Beleza merece zelo e dedicação...

E, como última, mas não menos importante reflexão, pergunto: *Qual é o espaço que você permite à sua beleza ocupar em sua existência?*

Um mimo-lembrete para você:

Aos poucos:

as cores retornam;

as dores minimizam.

Quem se importa fica e a esperança retorna para contar que este dia é um novo amanhecer.

Agora é sua vez de recomeçar uma pura vida...

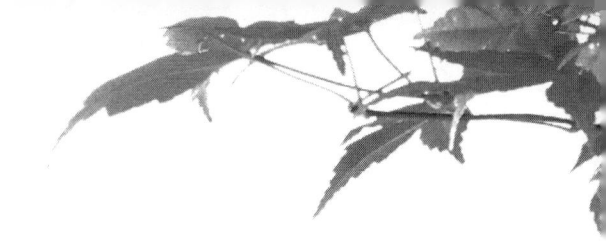

Referências bibliográficas

ALVES, R. *Dor de ideia? Palavras para desatar nós.* São Paulo: Papirus, 2011.

ALVES, R. Por que alguns sofrem e outros não? In: *Se eu pudesse viver minha vida novamente...* São Paulo: Planeta, 2016.

ALVES, R. *A eternidade numa hora.* São Paulo: Planeta, 2017.

ARANTES, G.; LUCIEN, J. Brincar de viver. In: Maria Bethânia. *Brincar de viver.* Universal Music Japan. 2006. CD. Faixa 1.

ARENDT, H. *A condição humana.* Rio de Janeiro: Forense, 2002.

BROWN, B. *Mais forte do que nunca.* Rio de Janeiro: Sextante, 2016.

BROWN, B. *Atlas of the heart. Mapping meaningful connection and the language of human experience.* New York: Random House, 2021.

BUTLER, J. *Vida precária. Os poderes do luto e da violência.* Belo Horizonte: Autêntica, 2019.

EGER, E. E. *A bailarina de Auschwitz.* Trad. de Débora Chaves. Rio de Janeiro: Sextante, 2019.

Fisher, R. *O cavaleiro preso na armadura. Uma fábula para quem busca a Trilha da Verdade*. Rio de Janeiro: Record, 2018.

Fukumitsu, K. O. *A vida não é do jeito que a gente quer*. São Paulo: Lobo, ²2016/2019.

Fukumitsu, K. O. *Programa RAISE – Gerenciamento de crises, prevenção e posvenção do suicídio em escolas*. São Paulo: Phorte, 2019c.

Fukumitsu, K. O. *Suicídio e Gestalt-terapia*. São Paulo: Lobo, ³2019b.

Fukumitsu, K. O. *Suicídio e luto*. São Paulo: Lobo, ²2019d.

Fukumitsu, K. O. Suicídio. Reflexões sobre o caminho de ser suicidologista. *Jornal da USP*, 22 set. 2017. <https://jornal.usp.br/artigos/suicidio-reflexoes-sobre-o-caminho-de-ser-suicidologista/>.

Fukumitsu, K. O.; Vale, L. de A. *Acolher e se afastar: Relações nutritivas ou tóxicas*. São Paulo: Loyola, 2019e. Coleção –AdoleScER sem adoecer – conversas entre uma psicóloga e um padre.

Fukumitsu, K. O.; Vicentini, A.; Perissé, G. *Muitas razões para viver*. São Paulo: Loyola, 2021.

Gibran, K. *O pequeno livro da vida*. Rio de Janeiro: BestSeller, 2020.

Kimura, K. *A bagagem dos viajantes. Histórias de ética e sabedoria*. São Paulo: Sartry, 2014.

Martin, N. *Escute as feras*. Trad. de Camila Vargas Boldrini e Daniel Luhmann. São Paulo: Editora 34, 1986.

Michaelis. *Dicionário escolar língua portuguesa*. São Paulo: Melhoramentos, 2008.

Nietzsche, F. *A gaia ciência*. Trad. de Paulo César Souza. São Paulo: Companhia das Letras, 2001.

Perls, F.; Hefferline, R.; Goodman, P. *Gestalt-terapia*. São Paulo: Summus, 1997.

Referências bibliográficas

SANTINI, C. *Kintsugi. A arte japonesa de encontrar força na imperfeição.* Trad. de André Telles. São Paulo: Planeta, 2019.

SHNEIDMAN, E. *Suicide as Psychache. A clinical approach to self-destructive behavior.* London: Jason Aronson, 1993.

YALOM, I. D. *De frente para o sol. Como superar o terror da morte.* Trad. de Daniel Lembo Schiller. Rio de Janeiro: Agir, 2008.

Edições Loyola

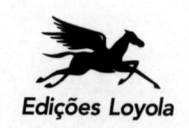

editoração impressão acabamento

Rua 1822 n° 341 – Ipiranga
04216-000 São Paulo, SP
T 55 11 3385 8500/8501, 2063 4275
www.loyola.com.br